난임 전문의와 함께하는
난임 수업

기다림, 치료 그리고 희망

지은이 **김종한**

난임 전문의와 함께하는 난임 수업

기다림, 치료 그리고 희망

첫째판 1쇄 인쇄 | 2025년 11월 3일
첫째판 1쇄 발행 | 2025년 11월 11일

지 은 이 김종한
발 행 인 장주연
출 판 기 획 최준호
책 임 편 집 박미애, 송혜은
표지디자인 김재욱
본문디자인 김민정
일 러 스 트 유학영
마 케 팅 박예진
발 행 처 군자출판사(주)
          등록 제4-139호(1991.6.24)
          (10881) 파주출판단지 경기도 파주시 회동길 338(서패동 474-1)
          Tel. (031)943-1888   Fax. (031)955-9545
          홈페이지 | www.koonja.co.kr

ⓒ 2025년, 난임 전문의와 함께하는 난임 수업-기다림, 치료 그리고 희망 / 군자출판사(주)
본서는 저자와의 계약에 의해 군자출판사에서 발행합니다.
본서의 내용 일부 혹은 전부를 무단으로 복제하는 것은 법으로 금지되어 있습니다.

* 파본은 교환하여 드립니다.
* 검인은 저자와의 합의하에 생략합니다.

ISBN 979-11-7068-370-4 (03510)
정가 25,000원

난임 전문의와 함께하는
난임 수업

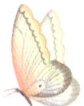

기다림,

치료

그리고

희망

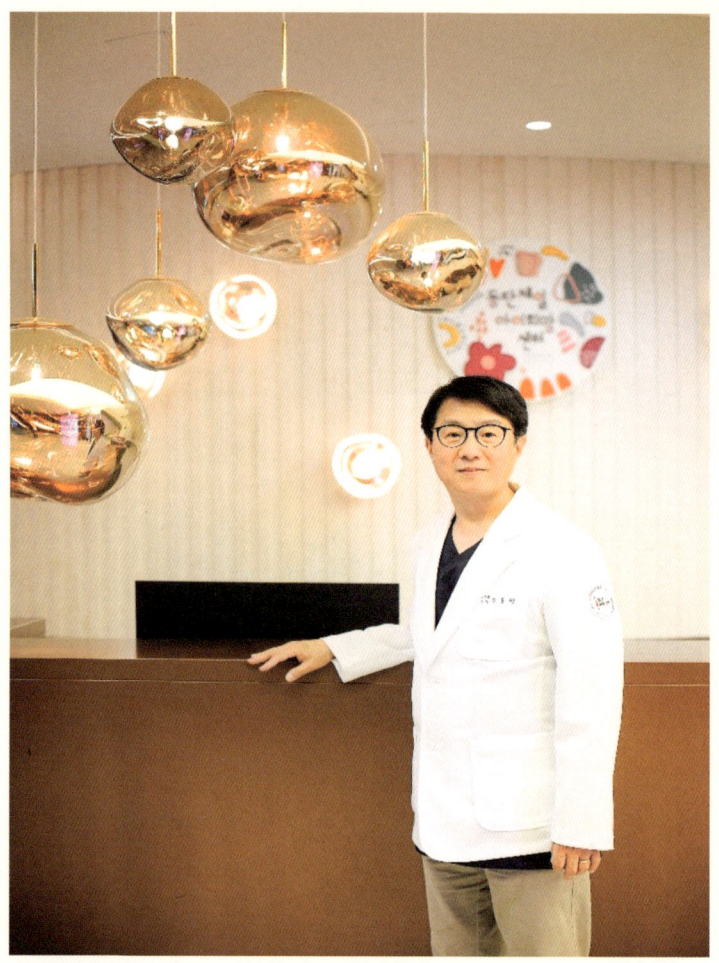

김 종 한

- 한양의대 졸업
- 아주대병원 산부인과 난임강사
- 캐나다 토론토 St. Michael 병원 연수
- 대한산부인과학회 이사
- 대한산부인과의사회 부회장
- (현) 동탄제일아이희망클리닉 원장

머리말

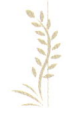

"내가 난임이라고? 정말? 내가? 나는 이렇게 건강한데……."

우리는 어릴 때 소꿉 놀이를 하면 인형을 안고 엄마가 되고, 남편으로 설정된 어떤 남자 아이에게 잔소리를 합니다. 우리는 현모(賢母)가 꿈이기도 하고, 아이가 커서 학부모가 되는 상상을 하곤 합니다.

이제는 진짜 어른이 되어 결혼을 하고 아기를 갖기로 합니다. 하지만 지금 현실은 그리 쉽게 풀리지가 않습니다. 여자로서 뭐가 문제가 있는 것인가? 곰곰이 생각해 보다가 "정말 문제가 있는 것일까? 에이… 아니겠지!" 하면서 모든 생각이 뒤죽박죽되어버립니다. 어느 날은 "괜찮아" 하다가, 어느 날은 우울 모드가 됩니다. 이런 생각이 반복되다가 결국 "병원에 가보자"로 결론짓게 됩니다.

진료 중에 만난 어떤 분이 "현실이 마치 동굴 안에 들어가 있는 기분 같다"고 말하신 적도 있었고, 또 어떤 분은 밤길에 자동차를 타고 가는데 타이어가 '펑크'가 난 것 같다고 표현하신 분도 계셨습니다.

나 역시 그 동굴 안의 기분을 환자분과 함께 충분히 경험했기에 그 분 곁에서 기다려 드릴 수만 있다면, 또 그 분의 타이어를 교체하는 것을 옆에서 도와드릴 수 있었으면 하는 생각에서부터 이 글을 쓰게 되었습니다.

나는 난임 환자들 옆에서 도움을 주는 그 누군가가 되고 싶었습니다. 젊은 시절, 초년 산부인과 의사 때부터 이 생각이 나를 떠나지 않았습니다. 난임을 배우고자 모교가 아닌 곳에서 펠로우 생활을 하고, 캐나다 토론토에서는 버벅거리는 영어를 하며 난임 진료를 위해 젊은 시절을 보냈습니다.

지금 우리 앞에 놓인 현실은 나 또한 항상 긴장하고, 조심스럽고, 한 걱정이 끝나면 또 다음 걱정이 다가옵니다. 그 분들의 절박함이 마치 전염되어 오는 듯합니다. 임신이 잘 안 되실 때는 나도 같이 좌절을 하지만, 그 좌절 후에 한 생명이 찾아오면 그 기쁨이 며칠씩 나를 행복하게 만들 때도 많습니다. 그것이 내가 이 일을 잡고 있고 사랑하는 이유입니다.

나를 지금 여기, 그 분들 옆에 있게 해 주신 나의 하나님께 깊은 사랑과 감사를 드립니다. 이 또한 나에게 주신 하나님의 'Mission'임을 깨닫고 있습니다. 무겁게 누르는 책임감에서 나는 '동굴 안에 있는 기분이 드는 환자분들'에게 이 책을 드리고 싶습니다. 이 책은 내가 이렇게 임신을 잘 하게 해 드릴 수 있다는 '무용담'이 아닙니다. 의사들 역시 항상 고뇌하고 같이 아파하고 같이 슬퍼하고 있습니다. '잘난 척'이 아닌 기본에서부터 점검을 하며 가능하면 알기 쉽게 풀어서 '난임매뉴얼'로써 함께 나누고자 합니다.

또한 나를 이끌어 주신 선생님들을 생각하며 이분들이라면 이 환자분을 어떻게 치료하셨을까 하는 생각을 많이 하게 됩니다. 바로 옆 진료실에서 항상 도와주시고 우리의 중심을 잡아 주시는 '삼신 할배' 선생님, 가로수길 옥상에서 하루에도 몇 차례 담배를 피우시며 고민을 하시곤 하셨던 선생님, 그리고 예전에는 머리 숱도 많았는데 지금은 앞이 휑해지신 선생님, 그분들께 항상 감사하는 마음을 가지고 하루하루를 살아냅니다.

난임 진료는 한 팀으로 움직입니다. 쉬는 날도 없이 연구실에서 더 좋은 배아를 위해 전전긍긍하시는 연구원 선생님들, 매일 오시는 분들께 정성을 다하는 진짜 천사 - 동료 선생님들, 간호사 분들, 행정직원분들, 헤아릴 수 없는 많은 그분들이 계시기에 내가 환자분들 옆에 있을 수 있었던 것 같습니다. 그 분들께 언제나 진심으로 감사드립니다.

이 책은 크게 세 가지 구성으로 이루어져 있습니다.

첫째, 무엇을 난임이라고 하는지, 주위에 어느 정도가 있는지, 원인은 무엇이 있는지, 나는 그중에 어느 유형과 연관이 있는지, 병원을 처음 방문하면 어떤 검사를 하는지, 좀 더 쉽게 시선을 달리해 가상의 '제니'라는 이름의 여성을 만들어서 후기 형식으로 일기처럼 만들었습니다.

두 번째, 치료제에는 어떤 것이 있으며, 이 약제는 인체 내 어디에 작용을 해서 우리에게 배란과 착상에 도움을 주는 것인지, 그에 따른 치료 방법에는 어떤 것이 있고 왜 그렇게 하는 것인지, 또한 최근에 이슈가 되는 착상 전 유전자 검사, 난자 동결은 왜 이슈가 되는지를 포함해서 다루었습니다.

마지막으로 1973년에 모자보건법이 만들어진 이후, 난임에 대해 정부 및 지자체의 정책은 어떻게 바뀌었는지, 최근에 난임 휴가를 포함한 지원 정책은 어떻게 개선되었는지를 다루었습니다.

치료자들도, 치료를 받으시는 분들도, 우리 모두 인내하며 앞으로 나아가야 합니다.

"자! 우리 그럼 함께 같이 나아가요. 한번 해 보자고요. 한번 시작해 봅시다!"

김종한

추천사

『난임 수업』 책자의 발간을 진심으로 축하합니다.

이 책은 난임의 정의와 원인, 배란과 착상의 과정, 착상 전 유전자 검사, 난자 동결, 인공수정 및 체외수정 등 난임 치료의 최신 지견과 더불어, 난임 환자들이 겪는 정신적, 심리적 어려움에 대한 상담과 지원 방안까지 폭넓게 다루고 있습니다. 더하여 난임 치료와 관련한 정책적 지원 확대에 대해서도 상세히 다루고 있습니다.

1973년 "모자보건법" 제정 이후 난임 정책은 가족계획 중심에서 저출산 대응, 포괄적 생식보건 지원으로 패러다임이 전환되어 왔으며, 2020년대에 들어서는 난임 휴가 확대, 소득 기준 폐지, 정자·난자 동결 지원 등 획기적인 개선이 이루어지고 있습니다. 이와 함께 생식의학 분야의 윤리적, 사회적 논의는 학회가 깊이 천착해야 할 중요한 과제입니다. '대한산부인과학회'에서는 보조생식술의 대상자 확대와 관련하여 사회적 목소리에 귀 기울일 필요성을 느끼며, 이 책의 귀중함을 높이 평가합니다.

이 책이 난임이라는 힘든 여정을 걷는 많은 분께 명확한 정보와 따뜻한 위로, 그리고 다시 나아갈 용기를 줄 수 있기를 진심으로 바랍니다. 난임 치료는 개별 환자의 특성에 맞춘 약제, 시술 선택이 무엇보다 중요하며, 의학적·윤리적·경제적·심리적 요소를 전반적으로 고려한 종합 상담이 필수적입니다.

난임 극복을 위한 김종한 원장님의 용기와 노력 그리고 따뜻한 관심에 다시 한번 깊이 감사드립니다.

대한산부인과학회 이사장
연세대학교 세브란스병원 산부인과 교수 김 영 태

『난임 수업』은 난임을 겪는 부부에게 꼭 필요한 현실적인 지식과 희망의 메시지를 함께 전합니다. 임상 현장에서 환자들을 마주하며 얻은 생생한 경험이 녹아 있어, 단순한 의학서가 아니라 사람 냄새나는 동반서라 할 수 있습니다. 김종한 원장님의 따뜻한 시선과 탄탄한 전문성이 조화를 이룬 이 책은, 난임 진료를 하는 의료진에게도 깊은 울림을 줄 것이라 믿습니다.

- 산본제일병원 대표원장 강중구

의학적 설명을 아무리 잘해도 환자가 받아들이지 못하면 진료는 완성되지 않습니다. 이 책은 전문 지식을 환자와 가족들이 이해하기 쉽게 풀어내어, 의료진과 환자 간의 거리를 좁혀주는 소중한 다리 역할을 합니다. 『난임 수업』을 통해 많은 부부가 용기와 희망을 얻고, 또 저희 의료진도 환자를 이해하는 폭을 넓힐 수 있을 것입니다.

- 고려대학교 구로병원 산부인과 교수 이재관

새 생명을 기다리는 부부에게 난임은 때로는 큰 좌절과 고통이 되지만, 올바른 지식과 따뜻한 격려는 그 길을 훨씬 더 단단하게 만들어 줍니다. 『난임 수업』은 바로 그러한 지식과 위로를 담은 책입니다. 김종한 원장님은 의사이자 동반자로서 환자들의 길에 함께하며, 그 경험을 이 책에 녹여냈습니다. 이 책이 난임 부부들의 소중한 길잡이가 되기를 바랍니다.

- 가톨릭대학교 서울성모병원 산부인과 교수 김미란

난임은 단순한 의학적 문제를 넘어 부부의 삶과 마음까지 깊게 흔드는 여정입니다. 김종한 원장님은 오랜 임상 경험을 바탕으로, 환자들이 반드시 알아야 할 지식과 따뜻한 위로를 이 책에 담아 주셨습니다. 난임을 진료하는 의료진에게도, 새로운 생명을 기다리는 부부에게도 이 책은 훌륭한 안내서가 될 것입니다. 또한, 『난임 수업』은 환자들이 실제로 겪는 상황과 감정을 충분히 고려하여 구성되어 있습니다. 전문서로서의 깊이와 대중서로서의 친절함이 공존하는 보기 드문 책이라 생각합니다. 전문적이면서도 이해하기 쉽게 정리된 이 책은 많은 이들의 길잡이가 되어 줄 것이라 확신합니다.

- 동탄제일아이희망클리닉 센터장 **손일표**

환자를 진료하다 보면, 정보의 부족보다 정보의 과잉이 더 큰 혼란을 주기도 합니다. 『난임 수업』은 검증된 의학적 근거를 토대로 환자들이 꼭 알아야 할 내용을 정확하게 전달해 줍니다. 동시에 의료진의 따뜻한 마음이 느껴져, 단순한 지침서가 아니라 환자 곁을 지키는 동반자 같은 책입니다. 이 책이 의료 현장 안팎에서 널리 활용되기를 기대합니다. 난임이라는 힘든 여정을 걷는 많은 분께 명확한 정보와 따뜻한 위로, 그리고 다시 나아갈 용기를 줄 수 있기를 오랜 세월 같은 길을 걸어온 김종한 원장의 용기와 노력, 그리고 따뜻한 관심에 다시 한번 깊이 감사드립니다.

- 미래와희망산부인과 원장 **권혁찬**

불확실성과 두려움으로 가득한 난임 치료 과정에서, 환자에게 가장 필요한 것은 '올바른 정보와 따뜻한 위로'입니다. 『난임 수업』은 바로 그 두 가지를 고루 담고 있습니다. 김종한 원장님은 다년간의 진료 경험을 바탕으로 의학적 지식뿐 아니라 환자들의 마음을 어루만지는 진심 어린 메시지를 전하고 있습니다. 이 책이 많은 난임 부부에게 작은 등불이 되어 주길 기대합니다.

- 분당서울대학교병원 산부인과 교수 **지병철**

차례

PART 01

CHAPTER 01	Intro - 난임, 그 첫 여행	002
CHAPTER 02	원인	009
CHAPTER 03	배란	018
CHAPTER 04	난임의 원인: 자궁과 나팔관	049
CHAPTER 05	난임의 원인: 기타, 원인 불명	069
CHAPTER 06	검사 결과 후 치료 계획	082

PART 02

CHAPTER 07	배란유도약과 난임 주사	092
CHAPTER 08	시술 방법	110
CHAPTER 09	배아 이식	137
CHAPTER 10	착상 전 유전자 검사	153
CHAPTER 11	난자 동결	162
CHAPTER 12	임신	166
CHAPTER 13	난임의 원인: 남성	186
CHAPTER 14	관계 법률	192
	참고문헌	199

PART 01

01 Intro - 난임, 그 첫 여행
02 원인
03 배란
04 난임의 원인: 자궁과 나팔관
05 난임의 원인: 기타, 원인 불명
06 검사 결과 후 치료 계획

01 Intro - 난임, 그 첫 여행

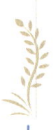

1. 난임이란 무엇인가요?

난임은 단순히 임신이 어려운 상태를 넘어서, 현대 사회에서 중요한 건강 문제로 자리 잡았습니다. 난임은 단순히 개인의 문제가 아니라 사회적, 환경적 요인과 깊이 연관되어 있으며, 이에 대한 이해는 건강한 임신과 출산을 계획하는 데 필수적입니다. 이번 장에서는 '난임'의 정의와 관련 통계를 통해 난임 문제의 심각성과 중요성을 살펴보겠습니다.

1) 난임의 정의

세계보건기구(WHO)는 난임을 피임을 하지 않고도 12개월 이상(35세 이상의 경우 6개월 이상) 규칙적인 성관계를 유지했음에도 임신에 실패하는 상태로 정의합니다. 중요한 점은 난임을 단순한 상태가 아닌, 남성과 여성 모두에게 해당하는 하나의 '질병'

으로 분류하고 있다는 점입니다. 이는 난임에 대한 접근 방식이 변화했음을 보여 줍니다.

2) 난임의 유병률

WHO의 2023년 보고서에 따르면, 전 세계 성인 인구 중 12.6%가 일생 동안 한 번 이상 난임을 경험한다고 합니다. 이는 전 세계적으로 난임이 드물지 않은 문제임을 의미합니다.

우리나라의 경우, 2021년 '가족과 출산' 조사에 따르면, 기혼 19~49세 여성 중 17.2%가 난임을 경험했다고 응답했습니다. 이 중 60.9%는 본인 또는 배우자가 난임 검사를 받은 경험이 있다고 답했으며, 이는 난임에 대한 관심과 인식이 점차 높아지고 있음을 보여 줍니다.

3) 연령별 난임 분포

많은 사람들이 난임이 주로 40대에서 발생한다고 생각하지만, 실제로는 30대에서 가장 높은 비율을 보입니다. 우리나라의 통계에 따르면, 난임 환자의 71.8%가 30대 여성입니다. 이는 현대 사회에서 결혼과 임신 연령이 점차 늦춰지는 경향과도 관련이 있습니다.

전체적으로 볼 때, 부부 8쌍 중 1쌍은 난임 부부로 분류되며, 이 비율은 점점 증가하는 추세입니다. 건강보험심사평가원의 자료에 따르면, 난임 환자 수는 2017년 20만 8,704명에서 2019년 23만 802명으로 매년 약 5%씩 증가하고 있습니다.

4) 난임에 대한 사회적 인식 변화

난임은 더 이상 개인적인 문제로만 간주되지 않습니다. 2023년 통계 분석에 따르면, 19~49세 남녀를 대상으로 한 설문 조사에서 여성의 8.1%, 남성의 9.4%가 난자나 정자를 냉동 보관했거나 보관할 의향이 있다고 답했습니다. 이는 남성이 여성보다 정자 냉동 보관에 대한 수요가 더 높다는 점에서 주목할 만합니다.

난임에 대한 이러한 사회적 인식 변화는 사람들이 생식 건강을 더 적극적으로 관리하고 있음을 보여 줍니다. 또한, 난임 지원을 확대하려는 국가 및 지방자치단체의 노력도 이러한 변화에 기여하고 있습니다.

2. 건강한 임신을 위한 준비

건강한 아기를 위한 계획은 적어도 1년 전부터 시작되어야 합니다. 임신은 여성 혼자만의 몫이 아니며, 부부가 함께 준비해야 하는 고귀한 과정입니다. 다음은 건강한 임신을 위해 고려해야 할 주요 요소들입니다.

1) 주요 고려사항

(1) 직장 및 환경 점검
- 직장에서 유해 환경에 노출되어 있지 않은지 확인합니다.
- 복용 중인 약물이 있다면, 태아에 영향을 미칠 수 있는지 의사 선생님과 상의합니다.

(2) 흡연과 음주
- 흡연은 여성의 난소 기능과 남성의 정자 질에 나쁜 영향을 줍니다.
- 과도한 음주는 호르몬 균형을 깨뜨릴 수 있습니다.

(3) 운동과 생활습관
- 규칙적인 운동은 좋지만, 과도한 운동은 생식 기능에 부정적인 영향을 미칠 수 있습니다.
- 스트레스 관리를 통해 정신적 건강을 유지합니다.

(4) 환경 호르몬
- PFAS(과불화화합물)와 같은 환경 호르몬은 생식 건강에 해로울 수 있습니다.
- 이러한 화합물은 식품 포장재, 코팅된 프라이팬, 방수용품 등에 포함되어 있으므로 사용을 줄이는 것이 좋습니다.
- 또한, 드라이크리닝제인 퍼클로로에틸렌(perchlorethylene)도 난소 건강에 영향을 줄 수 있는 환경호르몬 중 하나입니다. 우리 주변에는 조심해야 할 것이 너무도 많습니다.

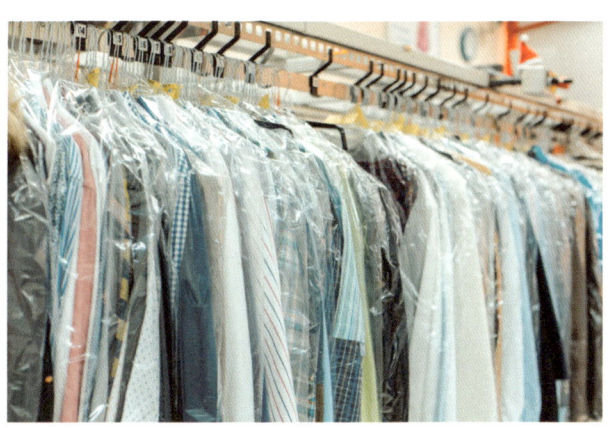

2) 남성의 준비

임신은 여성뿐만 아니라 남성의 노력도 필요합니다. 남성이 건강한 정자를 유지하기 위해 고려해야 할 사항은 다음과 같습니다.

(1) 정자 건강

- 단백질 파우더를 과도하게 섭취하지 않도록 합니다.
- 매일매일 장시간 욕조에 들어가서 하는 뜨거운 목욕은 정자의 운동성과 모양에 영향을 줄 수 있으므로 피하는 것이 좋습니다. 덧붙여서 설명하자면, 남성의 고환은 뜨끈한 것을 싫어하기 때문에 필요에 의하여 몸 밖으로 나와 있는 것입니다. 이것을 매일 뜨끈하게 덥힌다면 정자에 크게 좋을 것은 없습니다.

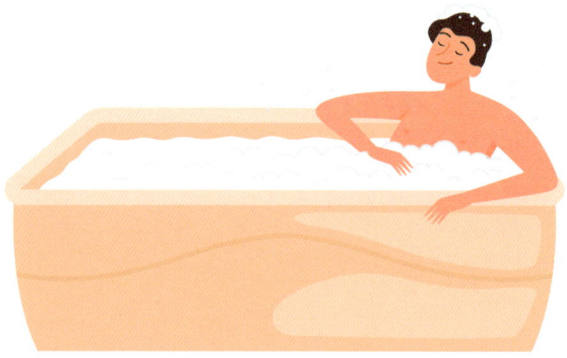

(2) 환경적 요인

- 평상시 직장생활의 범위를 점검합니다.
- 시술 예정 시기에 해외 출장이나 파견 등의 계획이 있다면 정자 냉동을 고려할 수 있습니다.

난임이 궁금해요 Q & A

Q. 집에서 몇 년 전부터 강아지를 키우고 있는데요, 괜찮을까요?

임신이 된다면, 새로운 애완동물을 가급적 가까이하지 않는 것이 좋을 수 있습니다. 이유는 '톡소플라즈마'와 같은 균에 감염될 수 있기 때문입니다. 하지만 오랫동안 강아지를 길러왔다면, 이미 면역이 생겼을 수 있으므로 걱정은 하지 않으셔도 됩니다.

감염 경로는 개나 고양이 배설물로, 배설물을 치운 후에는 반드시 손을 깨끗이 씻어야 톡소플라즈마나 그밖에 기생충으로부터 자신을 보호할 수 있습니다. 병원에 방문하셨을 때 "터치(TORCH)" 검사를 통해서 면역성 여부를 확인받을 수 있습니다.

난임이 궁금해요 Q & A

Q. 남편이 가끔 집 안에서 담배를 피워요.

임신을 준비 중이시거나 이미 임신을 하셨다면, 당장 끊으셔야 합니다. 또 가족 중에 담배를 피우는 분이 계신다면 반드시 금연해야 합니다. 담배연기 속에는 일산화탄소가 들어 있어서 혈액 속에 들어가면 헤모글로빈에 포함되어 있는 산소를 빼앗아 버리기 때문입니다. 또한, 니코틴은 혈관을 수축시키는 작용을 하기 때문에 자궁동맥을 수축시켜 아기에게 전달되는 산소와 영양분의 공급을 감소시켜서 저체중이나 정신지체, 더 나아가 유산이나 조산의 위험도를 증가시킬 수 있습니다.

난임이 궁금해요 Q & A

Q. 직장 상황상 거의 매일 술을 마십니다. 임신에 좋지 않겠죠?

임신 중 매일 많은 양의 술을 마시면 발육장애, 뇌의 이상 등 '선천성알코올증후군' 아기를 출산할 확률이 높아집니다. 그러나 이는 알코올 중독이라고 할 만큼 술에 대한 의존도가 크신 분의 경우이고, 소량의 맥주나 와인 한두 잔 정도는 큰 영향을 미치지 않습니다.

더 알아보기 깨알지식 Q

용어의 변화: '불임'에서 '난임'으로

과거에는 '불임'이라는 용어가 사용되었지만, 2009년 모자보건법 세부 개정을 통해 '난임'이라는 용어로 변경되었습니다. 이는 단순히 임신이 불가능한 상태를 의미하던 '불임'과 달리, 임신 가능성은 있지만 어려움을 겪는 상태를 포함하여 더 포괄적인 의미를 담고 있습니다.

02 원인

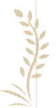

I. 난임의 원인

난임의 원인을 이해하는 것은 건강한 임신을 준비하는 첫 단계입니다. 난임은 남성, 여성 그리고 부부 모두에게 원인이 있을 수 있으며, 때로는 그 원인을 명확히 밝혀내기 어려운 경우도 있습니다. 이번 장에서는 난임의 주요 원인을 쉽게 이해할 수 있도록 정리해 보겠습니다.

1) 난임의 주요 통계

과거에는 난임의 주된 원인이 남성에게 있다는 통계가 많았으나, 최근 연구에 따르면 상황이 다소 변했습니다. 가장 최근 난임의 원인은 다음과 같이 분류됩니다.

- 33%: 여성의 요인
- 33%: 남성의 요인
- 33%: 부부 모두 또는 원인 불명(Unexplained infertility)

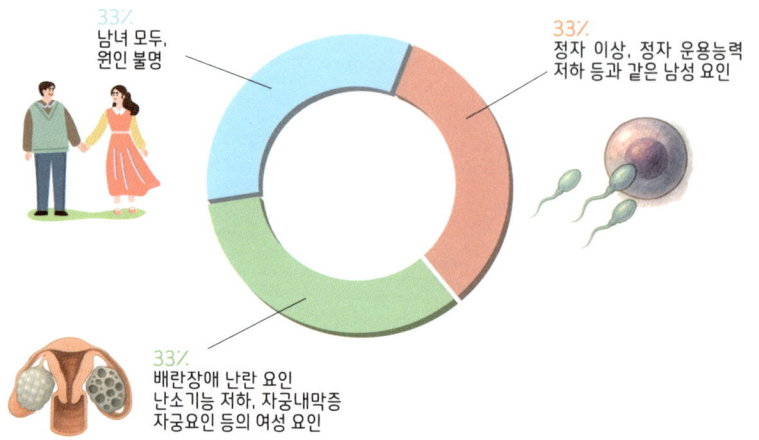

그림 2-1. 난임의 요인

이는 난임이 특정 성별에 국한된 문제가 아니라는 점을 보여줍니다. 부부가 함께 원인을 이해하고 해결책을 모색하는 것이 중요합니다.

이전까지는 조사 기관마다 달랐는데 미국가정의학과 의사회(American Academy of Family Physicians)와 미국생식의학회(ASRM) 등에서는 난임의 주요 원인을 세분화하여 여성 요인도 배란장애, 난관요인, 자궁요인, 기타(복합요인, 원인불명)으로 분류하였습니다.

보시는 것처럼, 복합 요인이 가장 많습니다.

표 2-1. 난임의 원인

요인들	비율(%)
복합 요인	40
남성 요인	26~30
배란 장애	21~25
난관 요인	14~20
기타(자궁기형, 자궁경부 요인, 복강내 요인)	10~13
원인 불명	15~28

2) 여성의 난임 요인

여성의 난임은 단일 요인으로 설명되지 않는 경우가 많습니다. 여러 위험 요소가 복합적으로 작용하여 난임을 유발합니다.

(1) 배란 장애
- 다낭성 난소 증후군(PCOS)
- 뇌하수체 기능 저하(hypogonadotrophic): 기능성(체중저하, 스트레스 등으로 일시적, 다시 복귀 가능한의 의미를 담고 있습니다.)
- 원발성 난소 부전, 난소기능저하(고연령, 난소 수술, 난소에 방사선 치료와 약물 치료 등 비가역적인 의미를 담고 있습니다.) 등으로 인한 무배란 생리 주기

(2) 자궁 및 난관 문제
- 자궁 내막증
- 자궁근종, 자궁 기형 또는 자궁 경부 폐쇄
- 골반 염증 질환(PID)

(3) 기타
- 자가면역질환
- 혈액 응고 장애
- 당뇨병 같은 만성질환
- 거식증 같은 섭식 장애
- 클리미디아 균과 같은 성매개 질환(STD)

여성 난임의 원인은 환경적, 생리적 그리고 유전적 요인 등 다양한 요소가 결합되어 나타나는 경우가 많습니다.

3) 남성의 난임 요인

남성 난임은 정자의 수, 운동성 또는 형태와 관련된 문제가 주된 원인입니다. 다음은 남성 난임의 주요 요인입니다.

(1) 정자 문제
- 정자의 수 부족(oligo(zoo)spermia, 희소정자증)
- 정자의 활동성 저하(Asthenozoospermia, 총운동성 또는 진행성운동성 저하)
- 비정상적인 정자 형태(Teratozoospermia, 기형정자증)
- 정액량이 적으면 사정관 폐쇄, 선천성정관무형성증, 부분역행 사정이 원인일 수 있으며, 정액량이 많으면 전립선/정낭의 염증이 원인일 수 있습니다.

(2) 호르몬 문제
- 뇌하수체 기능 이상
- FSH(난포자극호르몬) / LH(황체형성호르몬) 수치가 모두 낮은 경우, 뇌하수체 호르몬이 낮은 성선저하증이며,
- FSH(난포자극호르몬) / LH(황체형성호르몬) 수치가 모두 높은 경우, 호르몬은 이상이 없으나 고환이 이상인 고환부전(testicular failure)이라고 합니다.
- 테스토스테론 결핍

(3) 환경 및 생활습관 요인
- 흡연과 음주
- 과도한 열(뜨거운 목욕, 사우나 등)

(4) 질병 및 의학적 상태
- 클라미디아 균과 같은 성매개 질환(STD)
- 급성 또는 당뇨와 같은 만성 질환

남성 난임은 조기에 발견하여 적절한 치료를 받는 것이 중요합니다. 정자 건강은 생활습관 변화와 치료를 통해 개선될 수 있습니다.

4) 원인 불명 난임

난임 부부 중 약 33%는 명확한 원인을 찾지 못하는 경우에 해당합니다. 이는 '원인 불명 난임'으로 분류됩니다. 이 경우, 부부 모두가 건강한 상태임에도 불구하고 임신이 이루어지지 않는 상황을 말합니다.

의학적 진단과 기술이 발전하면서 점차 많은 원인이 밝혀지며 습관성 유산 비율의 경우에는 그 비율이 점차 감소하고 있으나, 여전히 특정한 이유를 규명하기 어려운 사례가 존재합니다(표 2-2).

표 2-2. 난임에 영향을 끼치는 소인이 있는 상병 진료 현황(건강보험심사평가원)

질병	질병명	2018년	2019년	2020년	2021년	2022년	증감률 연평균	'18년 대비 '22년
E230	뇌하수체기능저하	14,469	17,175	18,895	21,684	23,758	▲ 13.2	▲ 39.1
E282	다낭성 난소증후군	48,432	51,920	55,120	63,022	63,701	▲ 7.1	▲ 24.0
E283	원발성 난소부전	9,081	9,494	8,780	9,288	9,455	▲ 1.0	▲ 4.0
I861	음낭정맥류	12,549	13,925	14,000	15,022	15,045	▲ 4.6	▲ 16.6
Q553	정관의 폐쇄	79	47	27	163	206	▲ 27.1	▲ 61.7
N96	습관적 유산자	4,663	5,058	4,180	4,110	4,185	▼ 2.7	▼ 11.4

(단위: 명, %)

5) 생활습관과 난임

난임은 단순히 신체적인 원인뿐만 아니라 생활습관과도 밀접한 관련이 있습니다. 2017년 미국생식의학회(ASRM)에서는 다음과 같은 생활습관 요인이 난임에 미치는 영향을 발표했습니다.

(1) 체중
- 비만(BMI 35): 임신에 이르는 시간이 2배 증가
- 저체중(BMI <19): 임신에 이르는 시간이 4배 증가

(2) 흡연
- 난임 위험도 60% 증가

(3) 음주
- 하루 2잔 이상의 음주는 난임 위험도를 60% 증가시킴

(4) 카페인
- 하루 250mg 이상(3잔 분량)의 카페인 섭취는 수태율을 45% 감소시킴

(5) 독성 물질
- 솔벤트(solvents)와 같은 유기용제 및 독성 물질에 노출되면 난임 위험도 40% 증가

(6) 불법 약물
- 마약 등의 불법 약물은 난임 위험도를 70% 증가시킴

생활습관 개선은 난임을 극복하는 데 중요한 역할을 합니다. 건강한 몸 상태를 유지하고 유해한 요인을 줄이는 것이 임신 가능성을 높이는 데 도움을 줄 수 있습니다.

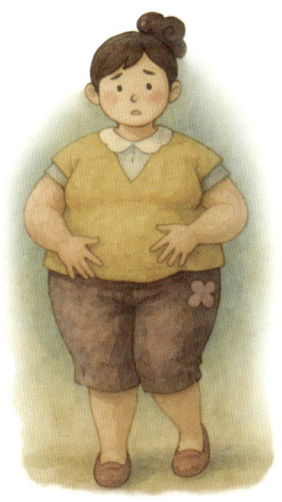 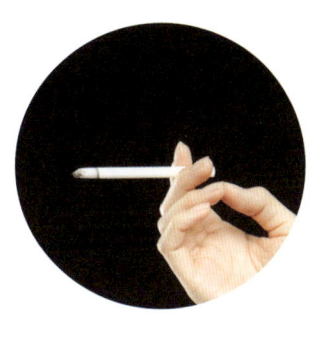

그림 2-2. 체중과 흡연
비만과 흡연도 난임의 중요한 원인이 될 수 있습니다.

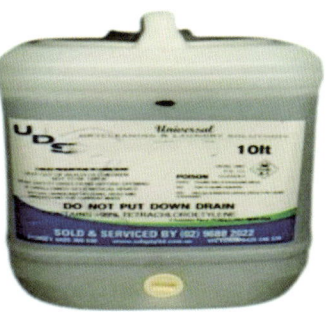

그림 2-3. 환경 호르몬 물질
특유의 냄새가 나는 드라이크리닝 과정 중에서 많이 쓰이는 퍼클로로에틸렌이라는 드라이크리닝 솔벤트도 난소 건강에 영향을 줄 수 있는 환경호르몬 중 하나입니다.

배란유도 과정에 쓰이는 주사제 종류

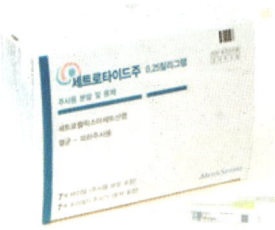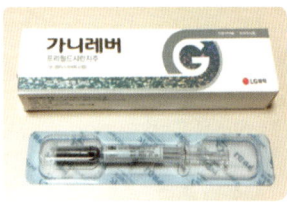

성급한 황체자극호르몬의 급등을 억제하고, 난자의 질을 높이기 위한 목적으로 사용합니다.

GnRH antagonist

GnRH agonist

성선자극 호르몬 분비 호르몬 작용제(GnRH agonist) 체내에서 분비되는 호르몬의 도움을 받지 않고, 조절이 가능한 외부 호르몬 주사제로만 과배란을 유도하기 위한 목적으로 사용합니다.

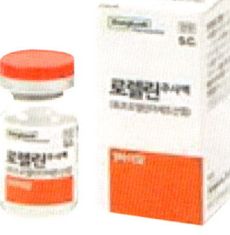

FSH

난포자극호르몬 주사제
난포를 자극해 난자를 성숙시킵니다.

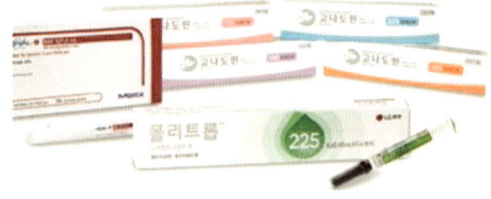

시상하부

GnRH

뇌하수체

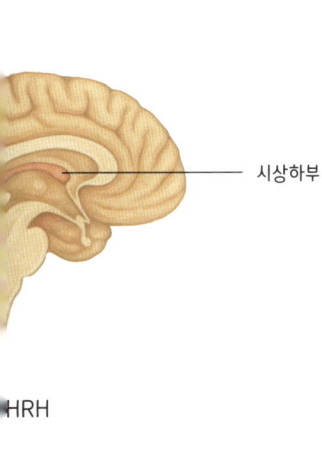

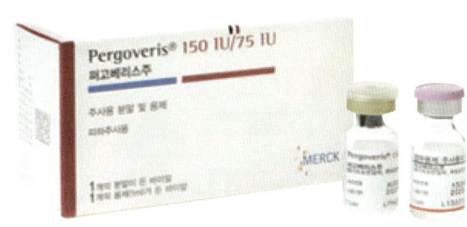

인체 폐경기 성선자극 호르몬(hMG)
난포자극호르몬(FSH)과 황체형성호르몬(LH)이 혼합된 주사제.
난포를 자극해 난자를 성숙시킵니다.

FSH + LH

난소

HCG 호르몬(인체융모 성선자극 호르몬)
황체형성호르몬과 화학구조와 작용기전이 비슷해
배란 유도 목적으로 사용합니다.

03 배란

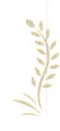

난임의 원인을 순서대로 살펴보겠습니다.

배란요인: 배란 요인은 여성 난임의 원인 중 가장 많은 부분을 차지하며, 이러한 배란 장애는 다낭성 난소증후군, 갑상선호르몬, 유즙분비 호르몬의 분비이상, 그밖에 과도한 스트레스로 인한 심인성(기능성, functional) 원인에서 오는 경우도 있으며 최근에는 무리한 다이어트에서 오는 배란 이상도 많아지고 있습니다. 배란 요인 중에서는 다낭성 난소증후군 같은 배란 장애(ovulatory dysfunction)가 가장 많아서 최대 25%를 차지합니다.

배란을 알려면, 먼저 정상생리에 대해 알아봐야겠습니다.

I. 배란과 생리의 차이

배란과 생리는 종종 혼동되지만, 이 둘은 서로 다른 과정입니다.
- 배란: 난소에서 난자가 배출되는 과정으로 임신 가능성을 결정합니다.
- 생리: 배란 후 난자가 수정되지 않으면 자궁 내막이 탈락하며 출혈이 발생하는 현상입니다.

표 3-1. 이상 월경의 종류

Term	설명
무월경	생리 없음
희발월경	생리가 35일보다 더 드물게 발생
빈발월경	생리가 21일보다 더 자주 발생
과다월경	7일 이상 지속되거나 출혈량이 80mL 이상인 비정상적으로 길거나 많은 생리

출처: Berek and Novak's Gynecology 16th Edition

전에는 복잡했지만 지금은 정리되어
- 생리 간격이 긴 '희발월경' - 생리 주기가 35일 이상 간격이 벌어져 있는 경우
- 자주 생리를 하는 '빈발월경' - 생리 주기가 21일보다 더 자주 있는 경우
- 생리량이 많은 '월경과다' - 생리가 1주일 이상 지속되거나, 생리량이 80 mL 이상 나오는 경우를 뜻합니다.

월경과다를 확인하는 방법은 다음과 같습니다.
- 3시간마다 생리대 혹은 탐폰을 갈아야 한다.
- 밤에도 깨어나서 갈아야 하는 경우도 자주 생긴다.
- 생리 기간 동안 21장 이상의 생리대를 써야 한다.
- 생리혈의 동그라미가 1 inch (약 2.5cm) 이상이 된다.

이 네 가지 중 하나라도 해당이 되면, 월경과다로 이야기합니다.

난임이 궁금해요 Q & A

Q. 생리도 소변처럼 타이밍을 조절할 수 있나요?

답부터 얘기하면 자신이 원하는 시기에 하도록 조절할 수는 없습니다. 하지만 가끔 필요할 때 피임약을 사용해서 생리 시기를 조절할 수는 있습니다.

호르몬적으로 보면 생리는 프로게스테론(황체호르몬) 수치가 떨어지면서 나옵니다.

즉 주사 등으로 프로게스테론 제제를 주입하면 프로게스테론을 끊고 2~7일 후에 생리가 나오게 됩니다. 그래서 여행을 갈 일이 있거나 중요한 시험이 있으면 이 원리를 활용해 생리를 당기거나 미룰 수 있는 것입니다.

난임이 궁금해요 Q & A

Q. 저는 배란기 때만 되면 항상 피가 나오는데 이것이 '배란혈'일까요?

난포가 자라기 시작하면서 동그란 난포 여러 개가 같이 성장합니다. 어느 정도는 앞서거니 뒤서거니 하면서 이 중 한 개의 난포만 우성 난포가 됩니다. 이 과정에서 난포자극 호르몬을 살짝 떨어뜨려 살아남는 난포를 고르는 과정이 일어납니다. 이때 호르몬의 변화로 인해 소퇴성 출혈, 즉 배란혈이 생기게 됩니다. 배란혈의 양은 라이너에 살짝 묻는 정도로, 대부분 반나절 이내에 끝나며 하루를 넘기지 않는 것이 통상적입니다. 만일 하루를 넘긴다면, 배란혈이라기보다는 자궁내막용종 같은 다른 이유에서의 부정 출혈일 가능성이 더 크다고 볼 수 있습니다.

난임이 궁금해요 Q & A

Q. 건강한 사람은 생리통이 없나요?

건강한 사람은 생리통이 없습니다. 하지만 생리통이 없다고 모두 건강한 것은 아닙니다. 생리통은 주관적 증상입니다. 통증을 느끼는 정도로 가장 약한 경우를 0, 가장 심한 경우를 10으로 생각해보면, 보통 건강한 여성은 0~3으로 참을 만합니다. 하지만 통증이 심한 7~10의 경우는 일상생활이 어려울 수 있습니다. 생리통이 심하면 반드시 적절한 검사가 필요합니다. 특히 자궁내막증과 자궁근종은 가임력을 떨어뜨리는 질환이기 때문에 가임기 여성에게는 치명적일 수 있습니다.

난임이 궁금해요 Q & A

Q. 같이 사는 룸메이트가 생리를 하면, 저도 곧 생리를 해요. 생리도 옮나요?

월경동기(menstrual synchromy)라고 하는데, 이와 관련해 진화론을 바탕으로 한 가설이 있습니다. 1971년 미국 심리학자 마사 매클린톡은 기숙사에서 함께 사는 여자 대학생 135명의 생리 주기를 연구한 결과 룸메이트 등 가까운 사이의 여성일수록 생리 주기가 비슷했다고 합니다. 그는 '가까운 사이일수록 서로의 페로몬에 많이 노출되기 때문'이라고 가정했습니다.

난임이 궁금해요 Q & A

Q. 스트레스를 받으면, 생리를 안 하는 경우는 왜 그럴까요?

우리 뇌 안의 작은 한 부분, 시상하부(hypothalamus)는 교감신경과 부교감신경 같은 자율신경계에 영향을 받아서, 긴장감이 지속되는 스트레스가 지속되면, 그 하부에 있는 뇌하수체(pituitary gland)에 그 영향을 전달해 줍니다.

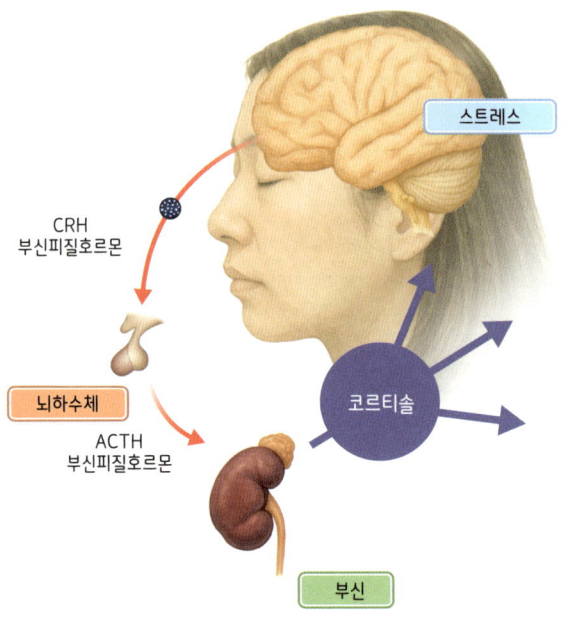

그림 3-1. 스트레스가 생리에 주는 영향

이 뇌하수체의 전엽은 바로 우리 몸에서 생리에 영향을 주는 난포자극 호르몬(FSH), 황체형성호르몬(LH) 같은 호르몬 분비를 자극하는 신호를 보내는 중요 기관입니다.

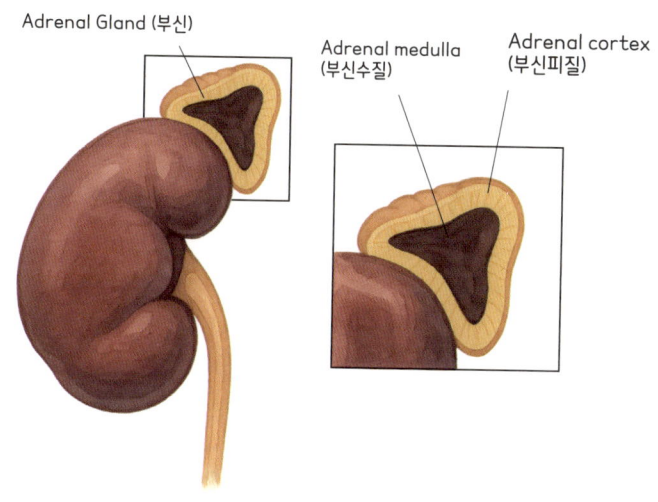

그림 3-2. 부신
신장(콩팥)의 뚜껑에 해당하는 부분에 부신이 있습니다. 그 껍질 부분에서 코르티솔이 나옵니다.

또한 신장(콩팥)의 뚜껑 위치에 있는 부신(adrenal gland)이라고 곳이 있습니다. 여기의 바깥층인 피질에서 코르티솔(cortisol)이라는 호르몬을 분비하는데, 이 호르몬은 대표적이 스트레스 호르몬입니다.

이 호르몬이 되물림(feedback)되어 뇌 안의 작은 시상하부라는 신경자극 중추를 억제시킬 수 있습니다. 이 스트레스 호르몬에 의하여, 시상하부에서 부신피질자극호르몬 방출 호르몬(CRH)이 분비되어, 갑상선호르몬 방출호르몬(TRH)의 분비가 촉진되고, 갑상선자극호르몬이 증가되면서, 갑상선저하증 때 나타나는 것 같은 증상들이 나타나게 되는 것입니다. 야근이 잦은 여성이나 운동선수, 그리고 기말시험 같은 스트레스가 여학생들에게 생리를 '이상'하게 만드는 원인이 되는 이유입니다.

난임이 궁금해요 Q & A

Q. 생리는 '한 달에 한 번 하는 것'이라 생각하지만, 생리를 한다고 그 달에 배란이 반드시 된 것은 아니다'라는 이야기를 들었습니다. 맞는 말인가요?

생리는 호르몬 작용에 따라 자궁내막이 수정란(수정 후에는 배아로 발달)을 받아들일 준비를 하며 두꺼워지는 과정에서 시작됩니다. 그러나 그 달에 난자가 수정되거나 착상되지 않으면, 황체호르몬이 급격히 감소하면서 자궁내막이 탈락되어 생리로 이어집니다. 뇌하수체에서 분비되는 난포자극호르몬(FSH)과 난소에서 생성되는 에스트로겐의 작용으로 난소 속 난포가 자라며, 그 안에서 난자가 성숙합니다. 하지만 임신이 이루어지지 않으면 자궁내막은 더 이상 '임무'를 수행할 필요가 없어져 자연스럽게 탈락하게 됩니다. 이렇게 준비된 내막이 떨어져 나오는 과정이 바로 생리입니다. 다음 주기를 위해 몸은 다시 새로운 준비를 해야겠지요. 다만, 생리는 단지 자궁내막이 탈락된 결과이므로 생리를 했다고 배란이 성립되는 것은 아닙니다. 이는 생리와 배란이 서로 다른 호르몬에 반응하기 때문입니다.

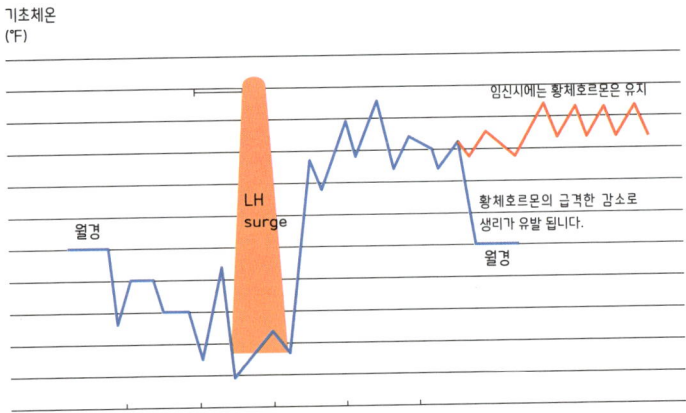

그림 3-3. 자궁 내막 기준 / 난소 기준

자궁 내막 기준: 배란 전에는 자궁내막이 점차 두꺼워지는 증식기, 배란 이후 분비기: 자궁내막 성숙, 분비활성화,

난소 기준: 난자를 품은 주머지가 자라는 난포기- 배란기- 황체기, 배란 후 파열된 난포는 황체로 변해 프로게스테론을 분비하고, 자궁내막을 착상에 적합하게 만듭니다.

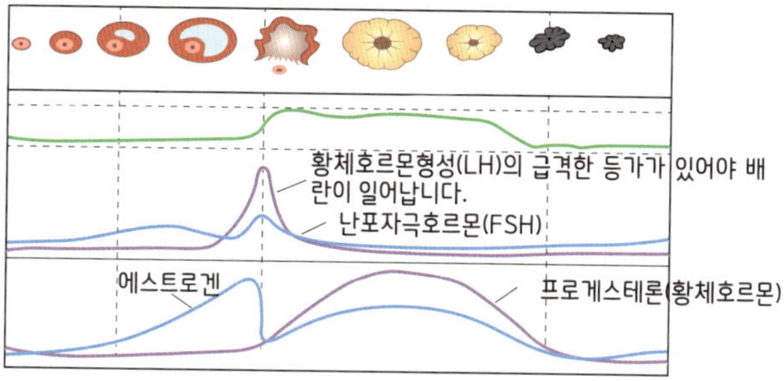

그림 3-4. 난소 발달 과정

난포자극호르몬(FSH) 수치가 잠깐 떨어지면, 난포자극호르몬이 없어도 잘 클 수 있는 난포 하나만 남고, 다른 난포는 작아집니다. 이는 난포자극호르몬의 소퇴성 출혈로 나타나는데 이를 '배란혈'이라고 이야기합니다. 보통 하루 정도 잠깐 나타납니다. 하지만 난포가 작아서 LH(황체형성호르몬)의 급등이 일어나지 않아, 배란이 일어나지 않는 경우도 종종 발생합니다.

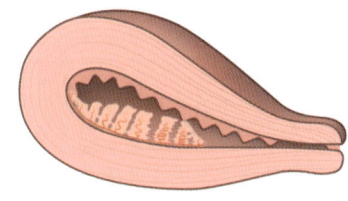

그림 3-5. 자궁내막발달과정

프로게스테론(황체호르몬)이 감소되면서, 임신이 되지 않았음을 몸에서는 감지하여 생리를 하게 됩니다.

2. 배란에 대한 이해

배란은 여성의 생식 과정에서 핵심적인 역할을 하며, 이를 정확히 이해하는 것은 난임 문제를 해결하는 데 매우 중요합니다.

1) 배란이란 무엇인가요?

배란은 난소에서 성숙한 난자가 배출되어 수정 가능한 상태가 되는 과정을 의미합니다. 여성의 생리 주기 중 대략 중간 시점에 발생하며, 난소에서 배출된 난자는 나팔관을 통해 자궁으로 이동하게 됩니다. 배란은 임신 가능성을 결정짓는 중요한 순간이며, 이 과정을 이해하면 자신의 생식 건강 상태를 더 잘 파악할 수 있습니다.

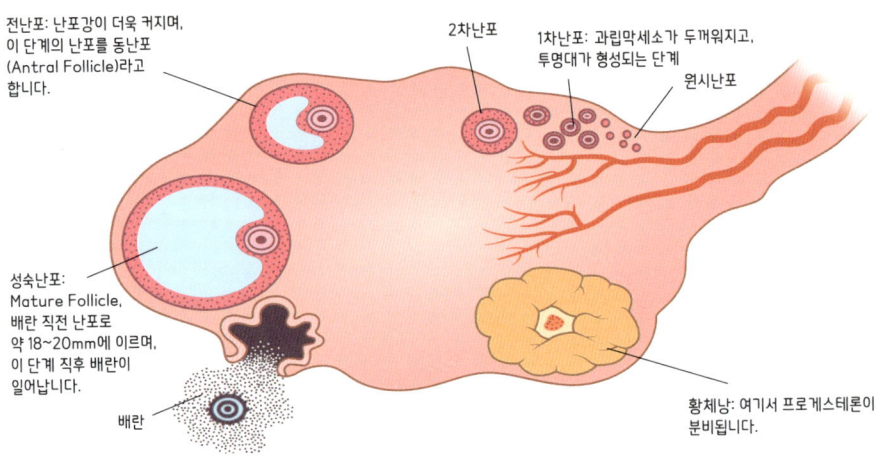

그림 3-6. 난소에서의 난포의 발달과정과 배란에 이르게 되는 과정

배란은 간단히 말해 '난자가 난소 밖으로 나오는 것'이지만, 이 과정은 단순하지 않습니다. 난자가 만들어지고 성숙하며 배출되는 모든 단계는 여성의 생리와 생식 건강에 중요한 영향을 미칩니다. 이를 이해하기 위해 태아기 난자의 시작부터 성인이 되어서 정상 배란까지의 과정을 자세히 살펴보겠습니다.

2) 난자의 시작: 태아기부터 성인까지

난자는 태어나기 전부터 이미 몸 안에 형성됩니다. 생애 동안 사용할 난자는 태아 시기에 모두 준비됩니다. 이 과정은 다음과 같습니다.

(1) 태아기

난자의 시작은 엄마의 뱃속, 즉 태아 상태에서 시작됩니다.

임신 5~7주 사이에 난황낭의 내피에서 처음 난자가 형성됩니다. 이후 약 1,000개의 배아줄기세포가 생식융기(adreno-gonadal ridge)(이 부위는 나중에 난소 혹은 고환으로 발달)로 이동하여 난소로 발달합니다.

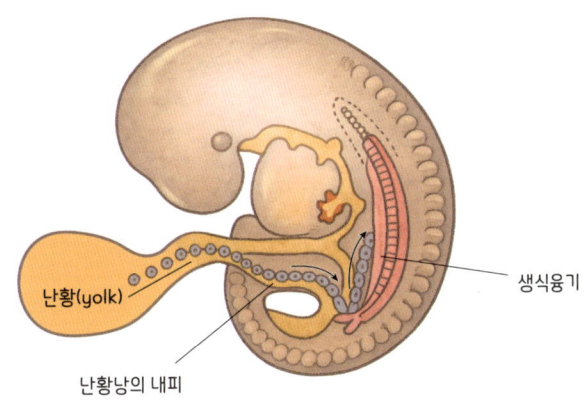

그림 3-7. 난소의 시작

임신 20주경에는 원시 난포(primordial follicle)가 체세포분열(mitosis)을 통해 약 600~700만 개까지 증가합니다. 그러나 출생 시에는 이 중 많은 부분이 소멸하고 약 200만 개만 남게 됩니다.

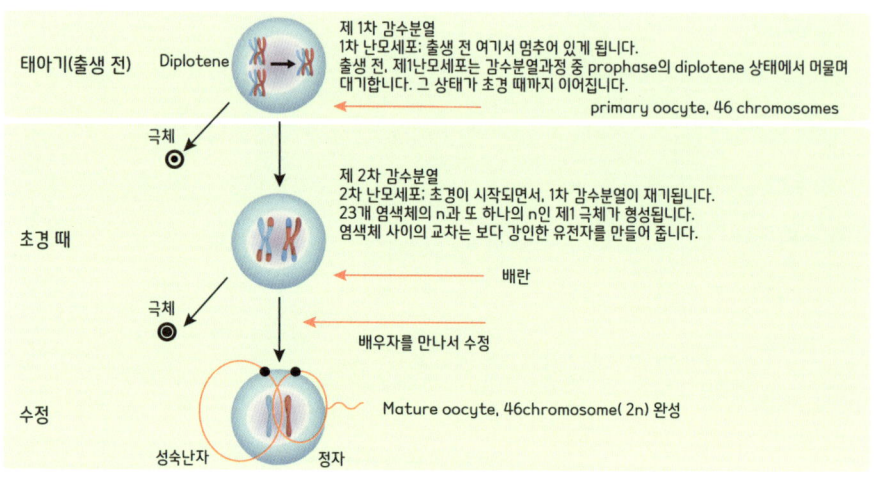

그림 3-8. 난자의 성숙 과정, 이후 정자를 만나서의 변화

(2) 출생 후

출생 후 난자는 제1감수분열의 첫 번째 단계에서 멈춘 상태로 유지됩니다. 이 상태는 마치 잠자고 있는 것처럼 보관되는 상태입니다.

이 시기의 난자는 성숙하지 않은 상태로, 아이가 초경을 통해 여성이 되기 전 기간 동안 배란을 위한 준비 단계에 돌입합니다.

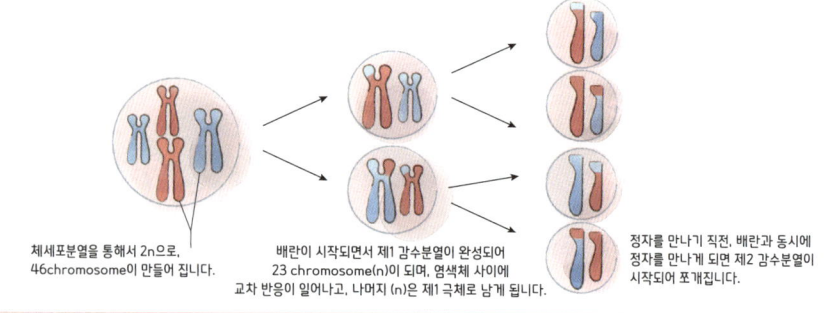

그림 3-9. 감수분열의 과정

(3) 사춘기와 초경

초경을 시작으로 여성의 생리 주기가 시작됩니다. 사춘기 동안 호르몬의 변화로 인해 난소에서 성숙한 난자가 배란될 준비를 합니다.

사춘기에는 약 40만 개의 원시 난포가 남아 있으며, 이 중에서 일부만이 성숙하여 배란됩니다.

매번 생리주기에서, 아주 작은 원시난포에서 세포분열을 거듭하여

1차난포: 이 단계에서는 투명대가 형성 됩니다. 2차난포: 이 시기에는 안드로겐 호르몬이 분비될수 있는 theca cell이 나타나면, 난포강이 보입니다. 성숙난포(Graafian follicle): 성난포로 선택되어 급속히 성장합니다. 이 시기에는 약 18~20mm까지 자랄 수 있습니다.

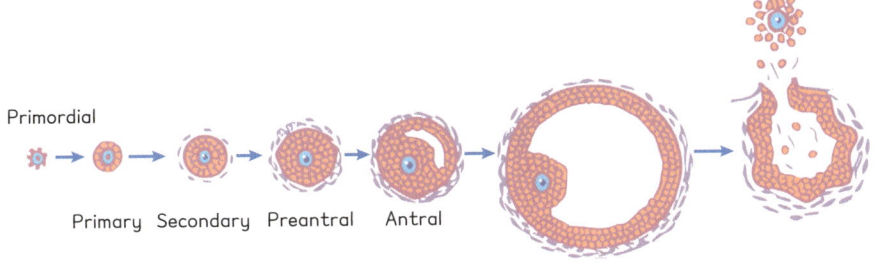

그림 3-10. 난포의 발달: 원시난포, 1차난포, 2차난포, 전난포, 성숙난포(매달 변화)

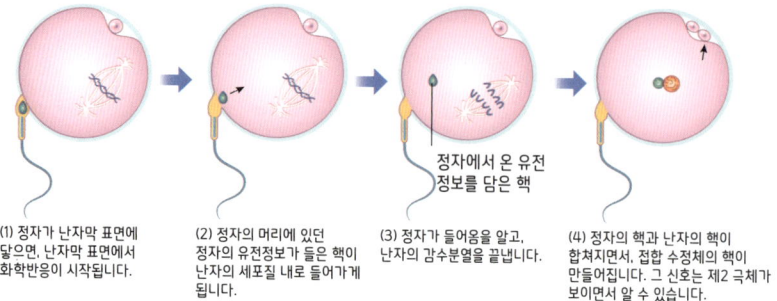

(1) 정자가 난자막 표면에 닿으면, 난자막 표면에서 화학반응이 시작됩니다.

(2) 정자의 머리에 있던 정자의 유전정보가 들은 핵이 난자의 세포질 내로 들어가게 됩니다.

(3) 정자가 들어옴을 알고, 난자의 감수분열을 끝냅니다.

(4) 정자의 핵과 난자의 핵이 합쳐지면서, 접합 수정체의 핵이 만들어집니다. 그 신호는 제2 극체가 보이면서 알 수 있습니다.

그림 3-11. 성숙난자가 정자를 만나면서의 변화 과정

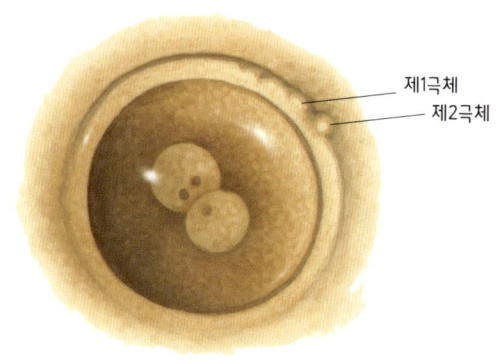

제1극체
제2극체

그림 3-12. 제2극체
접합핵이 보이면서 제2극체가 보이는 전자현미경 사진입니다.

    감수분열 결과 생성된 생식 세포의 염색체 수와 DNA 양은 체세포의 절반이기 때문에 정자가 가지고 있는 DNA와의 결합으로 염색체 수와 DNA 양이 완성되는 것입니다.

    난자와 정자의 무작위 결합에 의하여, 유전적 다양성 증가를 이룰 수 있습니다.

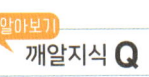

성조숙증은 왜 발생하는 것일까요?
주로 다음과 같은 원인을 들 수 있습니다.

• 환경호르몬
환경호르몬은 여아의 성조숙증이 많이 나타나는 이유를 뒷받침할 수 있습니다.
여성호르몬과 비슷한 환경호르몬이 많다는 점에서 여아의 성조숙증이 많은 이유를 찾을 수 있습니다.
환경호르몬은 정상적인 내분비계 기능을 방해하고 교란시킵니다.
특히, 여성호르몬인 에스트로겐과 결합하면서 여아의 성조숙증과 조기 초경을 야기합니다.
그리고 이러한 환경호르몬은 여아의 성조숙증 뿐 아니라 면역기능 저하 등의 문제를 유발하게 됩니다.

• 비만
지방 세포에서 여성호르몬을 분비해 성조숙증을 유발할 가능성이 높습니다.
지방 세포는 우리 몸에서 에너지를 만들기도 하지만, 비만이라면 지방 세포에서 분비되는 호르몬의 한 종류인 렙틴의 농도가 높아집니다.
렙틴의 농도가 높아지면서 렙틴의 물질에 저항성이 생기고, 소아 비만과 나아가 호르몬 불균형을 초래하게 됩니다.
이는 성장호르몬의 분비를 방해하고, 성호르몬 분비를 촉진시켜서 2차 성징을 앞당겨 성조숙증을 유발하는 원인이 됩니다.

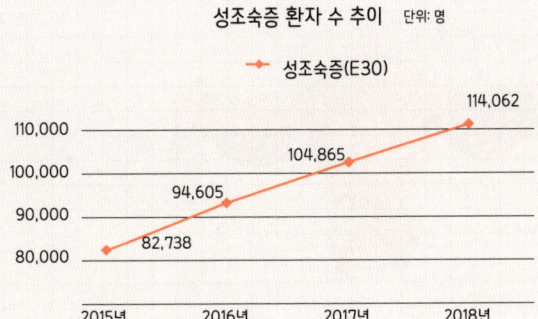

(4) 성인기

초경부터 폐경까지 약 40년이라고 계산했을 때 평생 약 400개의 난자가 배란됩니다. 나머지 난자는 점차 소멸됩니다.

매달 여러 개의 난포가 성숙 과정을 시작하지만, 이 중 우성 난포(dominant follicle) 한 개 혹은 아주 드물게 두 개가 배란되며, 우측과 좌측 번갈아가면서 배란이 된다고 생각하는데 이론상 맞는 이야기이지만 반드시 그렇지만도 않습니다. 전에 배란 되었던 곳에 황체낭(corpus Luteal cyst)이 생기면서 다음 배란을 방해하기 때문에 조건이 나빠져서 그렇지 실제로 그런 규칙은 존재하지 않습니다.

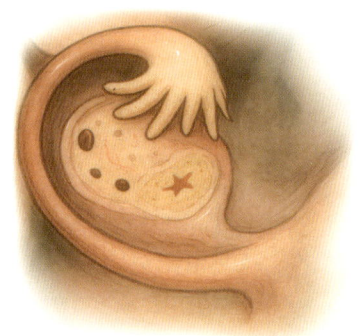

그림 3-13. 황체낭

황체낭이 커져 있으면, 새로운 난포가 자라는 데 방해가 되어, 방해가 없는 반대쪽 난포가 다음 배란을 위해서 준비하게 됩니다.

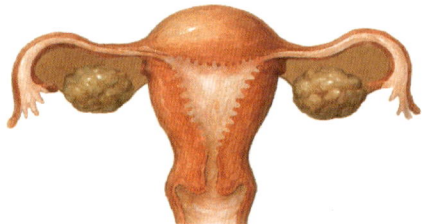

그림 3-14. 자궁과 난소 모양

난임이 궁금해요 Q & A

Q. 항뮬러관호르몬 AMH (anti-müllerian hormone)가 무엇인가요?

여아와 남아를 구분해 줘요. 항뮬러관호르몬(AMH)는 성분화단계에서 남자아이가 될 태아의 고환에서 분비되는데, 이 호르몬이 작용으로 여성생식기가 되는 관의 퇴화를 적극 유도하게 됩니다.
엄마 배 속 태아의 상태에서 여아의 경우에는 아주 적은 양의 항뮬러관호르몬(AMH)이 나와서, 여성 생식기 발달이 됩니다.
AMH(항뮬러관 호르몬)가 여자아이에서는 월프관(남성생식기발달에 중요한 역할을 하는관)이 소극적으로 퇴화되지만, 남자아이에서는 AMH가 뮬러관(여성생식기 발달관)을 적극적으로 퇴화시킵니다.

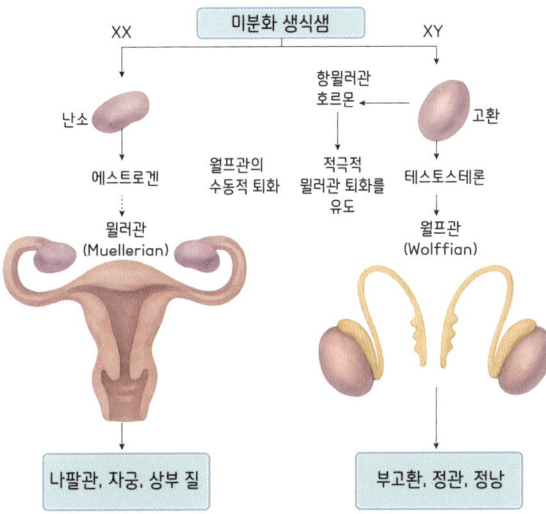

그림 3-15. 뮬러관, 월프관(AMH가 남아, 여아의 특징을 나타내어 줍니다.)

여자아이의 경우에는 태령 36주부터 폐경 직전까지 분비되는데, 여성의 가임기 초기에는 가장 높게 분비됩니다. 가임기 여성의 난소 안에 미성숙난포에서 분비되는 것으로, 초기작은난포의 수(antral follicular count, AFC)와 밀접한 관계가 있고, 생리 주기에 영향을 받아 뇌하수체 전엽에서 분비되는 난포자극호르몬(FSH)과는 다르게 작은 난포의 과립막세포(granulosa cell)에서 분비되기 때문에 생리 주기에 영향을 받지 않아서 난소 기능을 평가할 수 있는 하나의 지표가 될 수 있습니다.

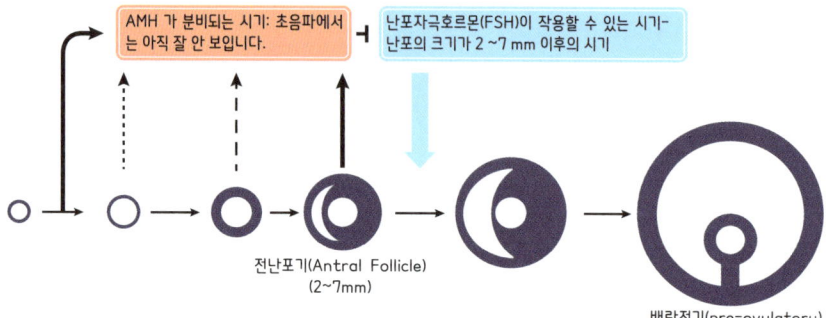

그림 3-16. AMH는 초기난포의 과립막 세포에서 만들어집니다.

하지만 이 수치가 절대적인 가임 능력을 의미하는 것은 아니며, 항뮐러관호르몬 수치보다 실제 생물학적 나이가 중요합니다.

이 호르몬 수치가 높으면 그만큼 배란될 난포들이 많이 있다고 할 수 있어 좋아 보이지만, 그만큼 미성숙난포의 숫자도 많아집니다. 미성숙난포가 많아지며 배란장애가 올 수 있고 생리도 불규칙해집니다. 시험관 시술을 위한 과배란유도 시에는 너무 많다면, 과배란유도 후 복수가 찰 수 있는 '과배란증후군'의 염려도 높아집니다.

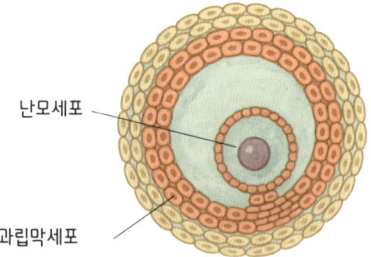

그림 3-17. granulosa cell(과립막세포)에서 AMH가 분비됩니다.

반대로 적다면 배란될 난포수가 적음을 나타내는 것으로, 더 적어지기 전에 서두르면 됩니다. 난소의 난종이나 자궁내막종 등으로 난소수술을 받았다면, 난소의 일부 실질이 적어져 이 호르몬 수치가 감소될 수 있습니다. 시간이 흘러 여성이 폐경에 가까우면 수치는 떨어지게 됩니다. 최근에는 스트레스와도 관계가 있다고 밝히고 있으며, 2020년 nutrients라는 논문에 의하면, 비타민D 와도 관련이 있다고 이야기하고 있어서 비타민 D의 중요성이 다시 확인되고 있습니다 (nutrients.2020 May 28:12(6)1567).

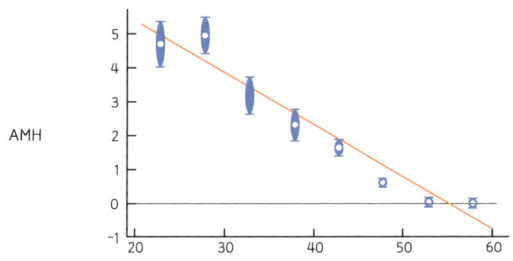

그림 3-18. 나이에 따른 AMH의 감소

전문가들은 정확한 AMH 수치를 규정하는 데에는 논란이 있지만, 보통 정상 범위는 1.0 ng/mL 에서 3.0 ng/mL까지를 정상으로 보는 경우도 있습니다. 저하라고 보면 Low: Under 1.0 ng/mL, 극저하는 0.4 ng/mL 이하라고 분류하고 있습니다.

<더보기>

항뮐러관호르몬(AMH)의 검사 보험급여 기준은 다음과 같습니다. 난임의 원인규명 및 치료를 위하여 실시한 경우 요양급여를 연 1회 인정하며, 그 외에는 비급여 합니다. 다만, 난소기능의 변화가 의심되어 임신에 영향을 줄 수 있는 경우에는 추가 검사가 인정될 수 있습니다.
① 난소수술 전후
② 항암제 및 방사선 치료 전후
③ 난소과자극에 대한 난소의 반응의 감소한 경우에는 연 2회까지 추가 검사가 가능합니다(시행고시 일: 2019년 12월 1일 기준).

최근에 가임력 검사를 위해서, 초음파검사와 더불어 지자체에서 해당 여성에게 검사비를 지원해 주고 있습니다.

3. 배란 주기의 핵심 단계

배란 주기는 여성의 생리 주기와 밀접하게 연관되어 있으며, 다음과 같은 단계로 이루어져 있습니다.

1) 난포 자극 단계
- 생리가 시작되면 뇌 중심부에 있는 뇌하수체에서 난포자극호르몬(FSH)이 분비됩니다. 이 호르몬은 난소를 자극하여 난포(그 안에서 난자를 자라게 하는 주머니)를 성장시키는 역할을 합니다.
- 여러 난포가 성장하지만, 이중 가장 건강하고 큰 우성(제일 잘 자란)난포가 배란을 준비합니다.

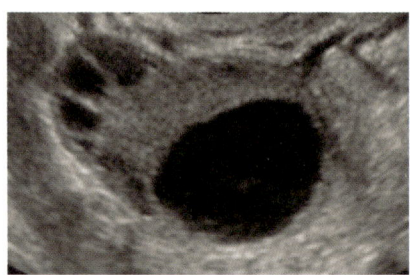

그림 3-19. 배란을 준비하는 난포

2) 배란 전 단계
- 성장한 난포는 에스트로겐을 분비하여 자궁 내막을 두껍게 만듭니다.
- 에스트로겐 수치가 일정 수준에 도달하면 뇌하수체에서 황체형성호르몬(LH)이 급증하게 됩니다. 이 황체형성호르몬이 갑자기 오르고, 피크(peak, 급등)를

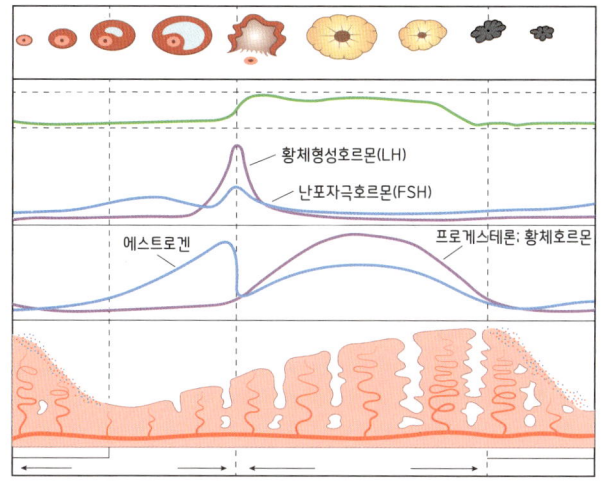

그림 3-20. 배란과 생리를 만드는 호르몬의 변화

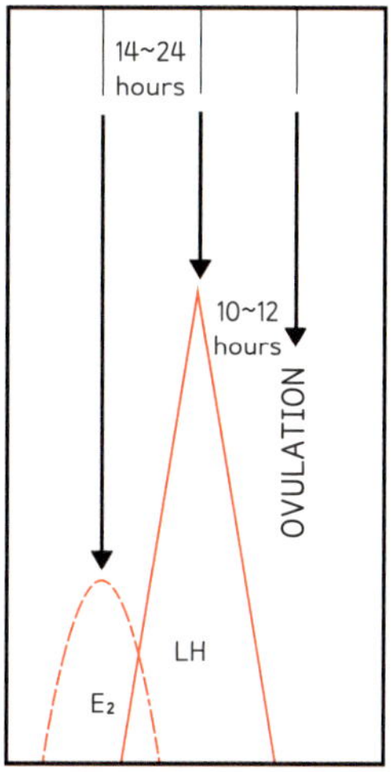

그림 3-21. 호르몬피크에서 배란까지의 시간

보이면서 배란을 유도합니다.

3) 배란 단계:

성숙한 난자가 난소에서 배출됩니다. 배출된 난자는 나팔관으로 이동하여 수정이 가능한 상태가 됩니다.

4) 배란 후 단계

난자가 수정되지 않을 경우, 황체는 퇴화하며 호르몬 수치가 감소합니다. 이로 인해 자궁 내막이 탈락하여 생리가 시작됩니다.

4. 배란 장애의 주요 원인

배란 장애는 여성 난임의 주요 원인 중 하나이며, 다음은 이를 유발할 수 있는 주요 요인들입니다.

1) 다낭난소증후군(PCOS)

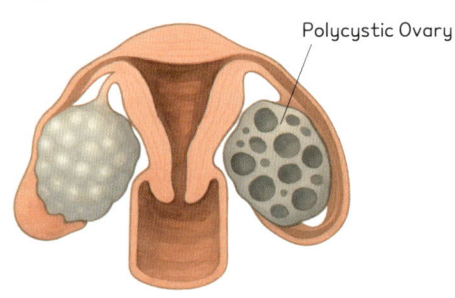

그림 3-22. 다낭성난소증후군

- 다낭난소증후군은 가임기 여성에게 흔히 나타나는 내분비 질환으로 아래 세 가지가 특징입니다.
  ① 생리 주기의 불규칙
  ② 무배란
  ③ 고안드로겐혈증(남성 호르몬 과다)
- 초음파 검사에서 난소에 작은 낭포(그 안에서 난자가 자라는 주머니)가 여러 개 발견되며, 환자의 약 60~85%에서 배란 장애가 관찰됩니다.
- 무배란에 의해 프로게스테론 농도가 상대적으로 증가되지 않아서, 자궁내막이 지속적으로 에스트로겐에 노출되면 자궁내막 증식증이나 자궁내막암의 발생 위험이 증가하게 됩니다.

다낭성난소증후군에서는 인슐린 저항성을 가지고 있는 경우가 많은데, 이 인슐린은 성선자극 활성(gonadotropic activity)을 가지고 있어 난소의 theca cell에 직접적으로 작용하여 안드로겐 생성을 증가시키거나, 황체형성호르몬 (LH)를 증가시킴으로써 LH-mediated 안드로겐 합성을 증가시킵니다.

또한, 인슐린 저항성이 증가하면서, 많이 먹지도 않는데 체중이 늘어나 비만이 되기 쉽습니다. 인슐린 저항성 증가는 곧 대사증후군으로 연결되어(같은 말이기는 하지만) 당뇨나 고지혈증, 고혈압 같은 질환으로 넘어가는 경우가 발생합니다.

- 생리 주기나 횟수보다는 자궁 내막이 과증식하는 것을 억제하는 것이 더 중요하므로 어떠한 수단을 이용해서든지 생리를 유도하는 것이 필수적입니다. 병원에서 프로게스테론 제제나 경구용 피임제를 주기적으로 또는 지속적으로 처방해 주는 이유도 여기에 있습니다.
- 우리 난임의 경우는 임신을 위해서 배란 유도제를 처방하지만, 반대로 경구용 피임제는 피임이 필요한 젊은 여성에서 많이 선택되는 치료법입니다.

2) 호르몬 이상

- 갑상선 기능 저하증: 갑상선 호르몬 부족은 신진대사를 느리게 하고 배란 장애를 유발할 수 있습니다.

갑상선샘(갑상선)의 위치는 목 앞부분, 정확히는 목의 중앙 아래쪽에 위치한 내분비 기관입니다. 이 샘은 나비모양을 하고 있으며, 좌우 두 개의 날개(엽)가 좁은 협부로 연결되어 있습니다.

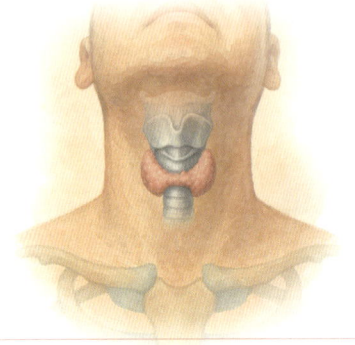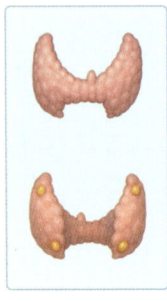

그림 3-23. 갑상선샘

갑상선은 목 앞부분에 위치한 나비 모양의 내분비기관입니다. 목 앞부분의 목젖(갑상연골) 바로 아래에 위치합니다.

- 유즙분비 호르몬(Prolactin) 증가: 프로락틴 수치가 높으면 배란이 억제되고 생리가 불규칙해질 수 있습니다.

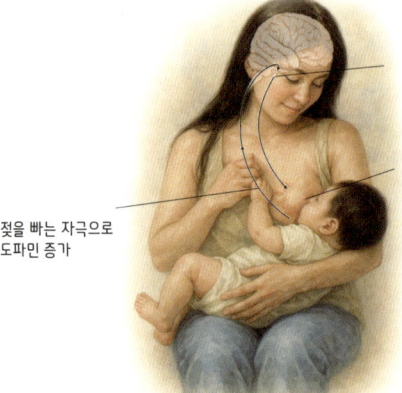

그림 3-24. 유즙분비호르몬 증가 원인

아기가 젖을 빠는 자극으로 도파민이 자극되어 뇌하수체 전엽에서 유즙분비호르몬이 분비되고, 이 프로락틴이라는 호르몬에 의해서 유방조직에서 젖이 분비되는 것입니다.

하지만, 여러 가지 이유로 이 유즙분비호르몬이 높으면, 아기가 있다고 판단되어 배란을 억제시키는 원인이 되기도 합니다. 실제는 아기가 없는데도 말이지요.

난임이 궁금해요 Q & A

Q. 갑상선 기능 저하증(Hypo Thyroidism)

갑상선 기능 저하증의 경우 보통 만성 피로, 식욕 부진, 체중 증가, 변비, 추위를 타는 것 등의 증상이 있습니다.

어떤 여성에서는 생리 주기에 영향을 줄 수 있으며 생리 과다 증상이 동반되기도 합니다.

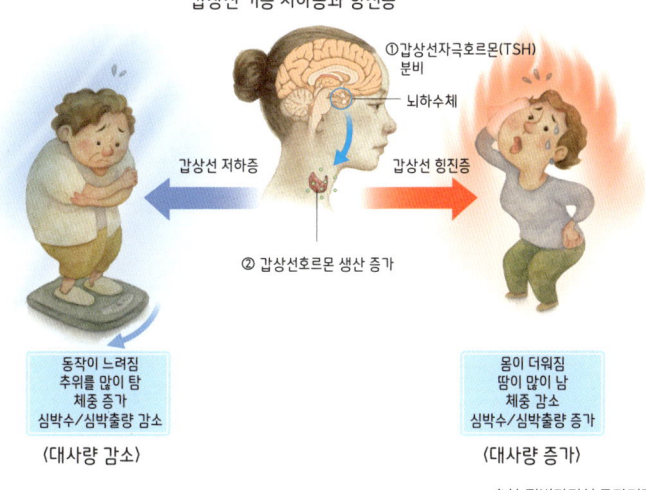

출처: 질병관리청 국가건강정보포털

그림 3-25. 갑상선 기능 저하증

그런데 갑상선 기능 저하증이 있는 경우, 갑상선 호르몬의 감소로 인해 시상하부-뇌하수체 축의 되먹임 작용이 달라집니다. 이때 시상하부에서 감상샘자극호르몬방출호르몬(TRH; 뇌하수체를 자극하여 TSH를 생성)의 분비가 증가하면서 뇌하수체를 자극해 갑상샘자극호르몬(TSH)을 더 많이 만들게 됩니다. 그런데 TRH는 동시에 프로락틴의 분비도 자극하기 때문에, 혈중 프로락틴 수치가 높아지고 유즙 분비가 생길 수 있습니다. 즉, 이러한 유즙 분비는 위에서 설명한 '유즙분비호르몬(프로락틴)'이 증가했을 때 나타나는 현상 중 하나입니다.

- 갑상선에서 분비되는 호르몬은 T4(thyroxin)이라고 하는데, 이 호르몬의 분비는 뇌하수체에서 분비되는 갑상샘자극호르몬(thyroid-stimulating hormone, TSH)의 영향을 받습니다. 이 TSH가 적게 나오면 갑상선에서는 T4가 적게 분비됩니다. 조절이 잘 되는 상황에서는 말입니다. 반대로, 우리 몸에서 T4가 많다면, 뇌하수체에서는 TSH 분비를 적게 조절해서 그 균형을 맞추려고 합니다.

- 갑상선 기능 저하증은 갑상선 기능이 약해져서 T4를 제대로 분비하지 못하기 때문에 T4의 수치가 낮아집니다. T4가 낮으면 뇌하수체에서는 더 많이 분비하라고 TSH 수치를 높여 줍니다. 그러면 다시 갑상선 호르몬(T4)은 높아져야 하는데 높아지지 않는 것이지요. 즉, 갑상샘자극호르몬방출호르몬의 분비가 증가되면서 혈중 프로락틴 수치가 높아지는 것처럼 배란장애가 오는 것입니다.

- 갑상선 기능 항진증과 저하증의 일차적인 치료 방법은 약물치료입니다.

갑상선 기능 항진증에는 갑상선 호르몬 수치를 떨어뜨리기 위해 항갑상선제를, 갑상선기능저하증은 지나치게 떨어져 있는 갑상선호르몬 수치를 높일 수 있는 갑상선호르몬제를 복용합니다. 이때 약물은 합성갑상선 호르몬(Levo-thyroxin, 상품명 레보티록신,레보신정, 씬지로이드정, 신지록신 등) 제제를 쓰게 되는 것입니다. 이 약물은 임신 중에도 물론 복용할 수 있으며, 용량을 조절해서 꼭 복용하셔야 합니다.

난임이 궁금해요 Q & A

Q. 유즙분비호르몬(Prolactin)의 증가는 왜 배란 장애를 유발하나요?

뇌하수체에서 생성되는 호르몬으로, 원래는 모유를 나오게 하는 호르몬입니다. 이미 수유를 하고 있는 아기가 있는데, 또 배란을 할 필요는 없겠지요. 유즙분비호르몬이 높아지면, 배란은 억제되는 것입니다.

도파민은 뇌하수체에서 만들어져, 중추신경계의 신경전달 물질로 작용하여 심장박동수와 혈압을 증가시키는 효과를 보이며, 뇌하수체 전엽에서 호르몬으로 작용하여 유즙분비호르몬을 억제합니다. 모유수유를 하게 되면, 프로락틴 수치가 높아지면 월경이 뜸해지는 희발월경이 나타나지만, 그보다 더 많아지면 도파민의 분비가 억제되어, 시상하부에서 분비되는 성선자극호르몬유리호르몬(GnRH)이 억제되기 때문에 배란이 중단되고 생리를 하지 않게 됩니다.

우리 몸에서 수유와 같은 자연스러운 변화가 아닌, 다른 몇 가지 상황에서도 프로락틴의 수치는 올라가는데, 갑상선 기능 저하증, 간병변일 때, 유두자극, 흉부전면을 수술을 받았거나, 화상이나 헤르페스 같은 피부병변에서도 프로락틴의 수치는 올라 갑니다.

또한, 프로락틴 수치가 높아지는 또 다른 경우가 있는데
- 뇌하수체(미세) 선종 중 프로락틴 생산종양(prolactinoma)이 있는 경우,
- 항우울제, 항정신질환제, 경구용 피임약, 소화제의 장기복용 등의 약물에 의해서도 프로락틴의 수치는 올라갑니다.

그럼, 어떤 약들이 있는지 알아볼까요?
- 항정신질환제 antipsychotics (e.g. phenothiazines or butyrophenones) 40~90%,
- 우울증치료제 risperidone (dopamine antagonist and suppresses serotonin and histamine systems.) 50~100%
- 항-도파민제 dopamine antagonists (e.g., metoclopramide (상품명 멕소롱), 소화기계 약물(시메티딘, 상품명 모틸리움) haloperidol(상품명 페리돌))
- 경구용피임약 oral contraceptives (12~30%)이 있습니다.

3) 스트레스와 생활습관

- 과도한 스트레스는 시상하부-뇌하수체-난소 축(HPO 축)에 영향을 미쳐 배란을 억제할 수 있습니다.
- 무리한 다이어트나 과도한 운동은 체지방 감소로 인해 난포자극호르몬(FSH)의 분비를 감소시킵니다.

4) 난소기능저하와 난소부전

- 난소기능저하는 난소에 남아 있는 예비 난자 세포의 수가 감소하는 상태를 말합니다.
- 난소기능저하가 있더라도 적극적인 시술과 임신 시도를 한 경우에는 충분히 좋은 결과를 볼 수 있습니다.
- 조기난소부전은 40세 이전에 생리가 소실되면서 혈중 난포자극호르몬(FSH)이 40mIU/mL이상이면, 조기난소부전으로 진단합니다. 혈중 난포자극호르몬이 평균 25mIU 사이인 경우에는 아직 완전한 난소부전이 아니므로 원발성난소부전(primary ovarian insuffieiency, POI)로 간주하기도 합니다.
- 우리는 Diminished Ovarian Reseve (DOR)이라고 분류 합니다. 이 경우는 어떤 경우인가요?

'원발성'이라는 단어는 원인을 잘 모른다는 의미도 포함하고 있어서, 어떤 경우에서는 생리가 다시 돌아오며, 임신을 하는 경우도 있습니다(2~5%의 환자에서 임신이 보고되었습니다. 따라서 임신을 원하지 않는 경우, 반드시 피임하여야 합니다).

염색체 이상, 즉 유전적 원인이 10%를 차지합니다. 그중에서 터너 증후군(Turner syndrome)이 가장 많은 원인을 차지합니다.

이외, 취약X증후군(Fragile X syndrome)과 관련된 유전자(FMR 1) 이상이 있을 수 있습니다.

- 이 유전자는 변이가 심할 경우, 정신지체의 원인이 되지만, 그보다 적을 경우 (CGG 유전자변이반복 55~200사이)에는 '엽산메틸대사 전구변이' 로 말하며, 조기난소부전과 연관이 있습니다.
- 난소를 절제하거나 일부 절제하는 경우 난소 기능에 영향을 줄 수 있습니다.

- 암으로 인해 항암제를 맞거나 골반 방사선 치료를 하는 경우 조기난소부전이 발생할 수 있습니다.
- 어떤 자가면역질환이 있는 경우에도 나타날 수 있습니다. 의심이 되는 경우, 자가면역 스크리닝을 받으실 수 있습니다.

난임이 궁금해요 Q & A

Q. 호르몬 치료를 받으면 유방암이 생긴다는데 조기난소부전의 경우는 어떤가요?

현재까지 조기난소부전 환자의 경우 호르몬 치료를 받아서 유방암이 증가한다는 보고는 없습니다. 치료 목적은 정상적으로 난소 기능이 있는 여성과 호르몬 분비를 비슷하게 만드는 것입니다. 다만, 에스트로겐의존성 유방암 환자에서는 에스트로겐 호르몬은 피하는 것이 원칙입니다.

Q. 조기난소부전은 유전이 되나요?

원인에 따라 유전될 수도 있고 안 될 수도 있습니다. 취약X증후군으로 인한 경우는 자녀도 조기난소부전이 될 가능성이 있습니다. 그러나 모든 자녀가 조기난소부전이 되는 것은 아닙니다. 유전자 변이가 나타나는 경우에만 해당됩니다. 난소수술이나 항암제 등 외부 요인에 의한 난소손상인 경우는 유전과 무관합니다.

(출처: 질병관리청 국가건강정보포탈)

미국 난임 학회 기준의 난소기능저하(Diminished Ovarian reserve)기준은 다음과 같습니다.

- 항뮬러관 호르몬 AMH 1.0 ng/mL 이하
- Antra follicle(AFC) 숫자 5~7개
- 생리 주기 cycle day 2~5일 차에 FSH 10 mIU/mL 이상
- Estradiol levels 60~80 pg/mL 이상
- 전, IVF cycle의 OPU 시 난자 수가 4개 이하인 경우

이 중 하나에 해당되는 경우입니다. 국민건강보험공단 기준에서는 조금 차이가 있습니다.

아래 세 경우 중 두 가지 이상에서 난소기능저하로 진단합니다.

(1) 난소기능 검사(Ovarian reserve test)결과 기능저하

〈난소기능 검사결과 비정상 기준〉

- 초기 난포기질식 초음파상 양측 난소에 난포수(Antral follicle count:AFC)가 6개 이하
- AMH 검사결과 1.0 ng/mL이하
- FSH 12 mIU/ml이상

(2) POR (Poor Ovarian Reserve)의 위험인자

- 나이 40 이상, 터너증후군(Turner syndrome), FMR1 premutation, 엽산메틸대사 전구변이
- 골반염증(Pelvic infection), --N74.8 (질병코드)
- 난관 손상(Tubal damage), 클라미디아검사 양성(Chlamydia antibody test: +)
- 자궁내막증(Ovarian endometrioma), 난소낭종수술력(Ovarian surgery for ovarian cysts),
- 골반장기 과거 수술력, 항암치료(Chemotherapy, 특히 alkylating agent), Shortening of the menstrual cycle 등

(3) POR (Poor Ovarian Response) 과거력

- 3개 미만의 growing follicle로 인하여 cycle이 취소되거나 - 혹은 적어도 하루에 150IU FSH 이상을 적용한 ovarian stimulation protocol에서 3개 이하의 난자가 얻어지는 경우

난소기능저하에 대해서 알아보았습니다. 배란유도제 혹은 주사제를 환자의 상태에 따라 적절히 사용하면 요즘은 임신율도 높고, 그렇게 걱정하실 질환은 아닙니다.

5. 배란 장애를 진단하는 검사

배란 장애가 의심될 경우, 전문적인 검사를 통해 원인을 확인해야 합니다. 주요 검사는 다음과 같습니다.

1) 항뮬러관 호르몬(AMH) 검사
- 난소에 남아 있는 미성숙 난포의 양을 측정하는 검사입니다.
- AMH 수치가 낮으면 난소 기능 저하 가능성을 시사합니다.

2) 기초 호르몬 검사
생리 주기 초반(2~5일)에 난포 자극 호르몬(FSH), 에스트로겐 등의 수치를 측정하여 난소의 기능을 평가합니다. 그 이후에 검사하면 수치가 올라갑니다. 그래서 초진 진료를 위해 병원을 방문하시는 시기를 이때로 잡는 이유이기도 합니다.

3) 초음파 검사
난소의 난포 수와 크기를 확인하여 다낭난소증후군 여부를 진단합니다.

6. 배란 장애 치료와 관리

배란 장애가 확인되었다면, 이를 개선하기 위한 다양한 치료 방법이 존재합니다. 주요 치료법은 다음과 같습니다.

1) 배란 유도제
- 클로미펜, 레트로졸 같은 경구용 배란 유도제는 난소를 자극하여 배란을 돕습니다.
- 주사제를 통해 배란을 유도하기도 하며, 의사의 지시에 따라 적절한 용량을 조절합니다.

2) 호르몬 치료
- 갑상선 기능 이상이나 유즙분비호르몬(프로락틴) 수치 증가와 같은 호르몬 불균형은 약물 치료로 교정할 수 있습니다.

3) 생활습관 개선
- 건강한 체중 유지와 규칙적인 운동은 난소 기능을 개선합니다.
- 스트레스 관리는 배란 장애를 완화하는 데 큰 도움이 됩니다.

4) 수술적 치료
- 심한 다낭난소증후군의 경우, 난소천공술(ovarian drilling)과 같은 수술적 치료가 사용되기도 합니다.

04 난임의 원인: 자궁과 나팔관

I. 자궁, 나팔관의 영향은?

전체 난임 원인 중에서 나팔관 원인 14~20%, 자궁원인과 자궁경부(cervical factor), 복강(peritoneal factor) 모두 포함해서 10~13%으로 보고하고 있습니다.

1) 자궁 요인

착상이 잘되기 위해서는 황체에서 생산되는 황체형성호르몬이 충분히 분비되어 자궁 내막이 잘 유지되어야 하는데, 과거 염증, 소파수술의 경험 등으로 인해 자궁 내부에 유착이 발생하거나 자궁의 형태에 기형이 있는 경우, 자궁 내막폴립, 자궁 근종, 자궁 내막염증 등으로 수정란의 착상을 방해되는 경우입니다.

(1) 자궁기형

Asherman 증후군 (자궁 내강 유착증) | 자궁 중격 | 쌍각 자궁

(2) 자궁내막폴립(용종)

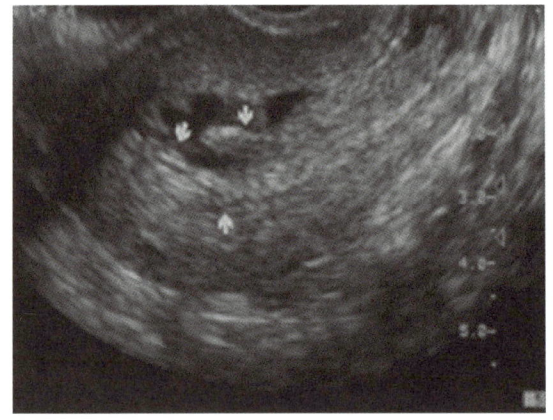
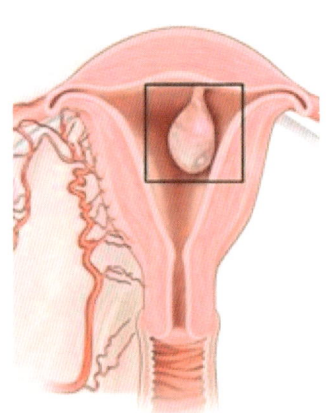

자궁내막용종도 자궁근종과 마찬가지입니다. 크기가 1cm보다 크다면 미리 제거하는 것도 고려해 보아야겠습니다. 화살표 자리가 바로 배아가 착상해야 할 자리와 일치합니다. 생리식염수를 자궁내 주입하고 초음파검사를 받으면, 자궁내막용종이 뚜렷이 보이기도 합니다.

자궁의 기형 원인도 배아를 제자리에 착상하지 못하게 하는 원인이 될 수 있습니다. 정도에 따라서는 미리 중격을 제거한 후, 착상 단계에 가는 것이 반복착상실패를 극복할 수 있는 방법이 될 수 있습니다.

(3) 자궁근종

자궁근종도 위치에 따라서는 임신을 방해할 수 있습니다.

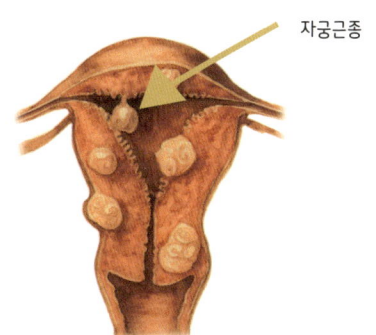

자궁근종

(4) 자궁내막염

자궁 원인에 많은 원인은 과거 소파술에 의한 경험이 직, 간접 원인이 될 수 있습니다. 유산 이후에 합병증으로 골반염이 올 수 있는데 이로 인한 나팔관 염증이 2차 원인이 될 수 있습니다. 다음은 소파술을 하기 전에 자궁경부를 열어서, 소파술을 시행하는 그림입니다.

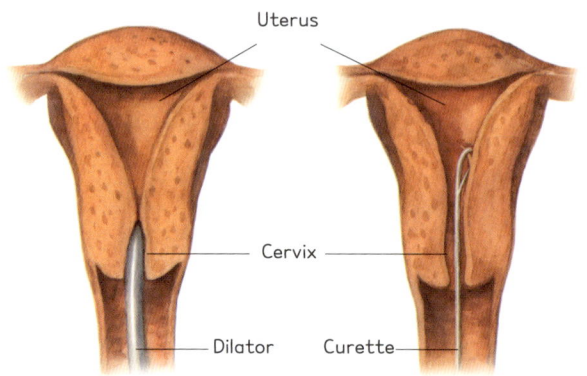

그림 4-1. 자궁소파술 시술

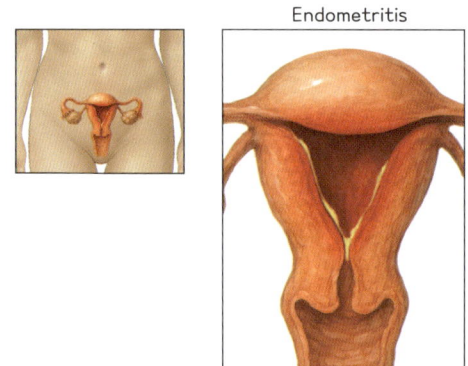

그림 4-2. 자궁내막염: 자궁내막에 배아가 착상 못 할 정도의 내막염증

2) 자궁경부 요인

질과 자궁이 만나는 부위를 자궁경부라고 하며, 이 속에 있는 좁은 통로를 자궁경관이라고 합니다. 자궁경관에는 점액을 분비하는 분비샘이 많이 있는데 이는 호르

몬의 영향을 받아 배란주기에 맞춰 양과 질이 변화합니다. 자궁경관의 점액이 배란주기에 따른 적절한 변화를 하지 않거나 감염으로 인해 성질이 변화하면 정자의 유입을 방해하여 난임의 원인이 되기도 하며, 일부 여성에서는 몸 속에 정자를 공격하여 파괴하는 항체가 형성되기도 하는데 이런 경우에도 난임이 될 수 있습니다.

또는, 과거 자궁경부염이나 소파술 등으로 자궁 경부의 협착으로 인해 정자가 자궁으로 이동하기 어려워지는 경우를 생각해볼 수 있습니다.

자궁경부염 등으로 비정상적인 자궁경부는 정자가 자궁경부를 통과하기에는 장애가 될 수 있습니다.

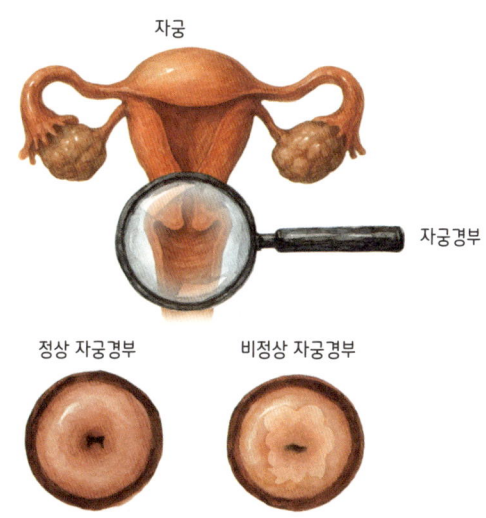

그림 4-3. 정상 자궁경부와 비정상 자궁경부

3) 복강 내 이상

복강이란 자궁, 나팔관, 난소가 위치하고 있는 하복부의 공간을 말하는데 복강 내에 이상(자궁내막증, 골반 내 염증, 골반 내 유착)이 있는 경우에는 난소로부터 배란된 난자가 나팔관으로 들어가는 과정을 방해하여 수정을 못 하게 하거나, 나팔관의 운동성을 변화시켜서 정자나 수정란의 이동을 방해하여 임신을 방해하게 됩니다.

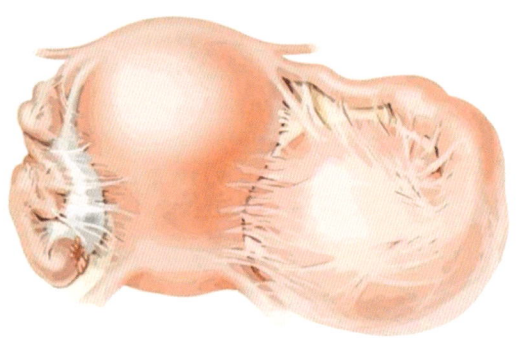

그림 4-4. 자궁유착

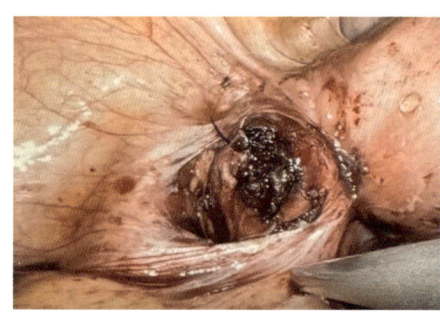 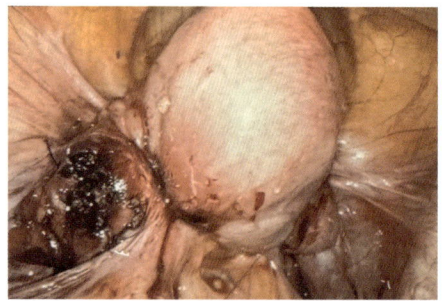

그림 4-5. 자궁내막증

자궁내막증은 자궁내벽에 있어야 할 조직이 다른 곳에 위치하는 질병입니다. 문제는 골반 안쪽이나 나팔관 주변에 들러붙어서 유착시키는 질병입니다. 심한 자궁내막증은 체외수정술(시험관시술)의 이유가 됩니다.

4) 나팔관 이상(난관 이상)

나팔관은 자궁 양쪽에 위치해 있는 가느다란 관으로서, 자궁과 난소를 연결해 주는 난관의 끝에 있으며 마치 나팔꽃 모양을 하고 있다 해서 붙여진 이름입니다. 정확하게는 난관(oviduct)이라고 말하는 끝에 나팔관이 있습니다. 남성의 정자가 이 관을 통과하여 난자와 만나서 수정이 이루어지는 장소일 뿐만 아니라 수정된 난자가 다시 자궁 쪽을 향해 이동하게 하는 데 중요한 통로 역할을 합니다. 그래서 양쪽 난관이 막힌 경우에는 난자와 정자가 만나지 못하게 되므로 임신이 이루어지지 않습니다.

그 끝이 막히면서 물주머니처럼 부풀어 오르는데, 이를 난관수종이라 하며 수종액이 자궁으로 역류하여 시험관 시술 시 배아의 정상적인 착상을 방해할 수 있습니다. 또 역류한 흐름으로 인한 자궁액이 배아를 씻겨 내려가게 해 자궁 외 임신 위험이 커지기 때문에 치료가 필요합니다.

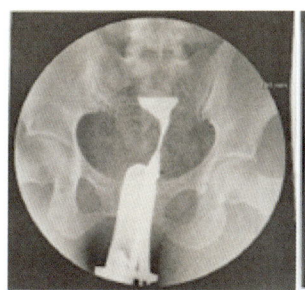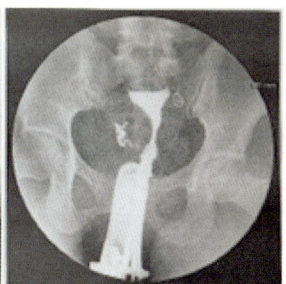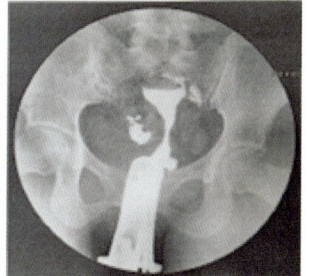

그림 4-6. 난관수종의 나팔관 촬영 사진

일반적으로 난관수종은 무증상이라 검사 후 발견하는 경우가 많지만, 초음파 검사와 같은 정기검사를 통해 확인될 수 있습니다. 하지만 임신을 위해서는 난관절제술, 난관성형술 등이나 시험관 아기시술을 고려합니다. 그 이유 난관수종이 심해 시험관 아기시술을 반드시 해야 하는 경우, 난관수종 내 독성 물질이 자궁 내로 들어갈 수 있어 난관을 제거한 후 체외수정술(시험관 아기시술)을 진행해야 합니다.

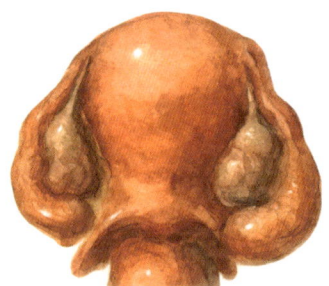

그림 4-7. 난관수종

난임이 궁금해요 Q & A

Q. 자궁근종이 난임을 유발하는 경우가 있나요?

자궁근종이란 자궁 근육층에서 발생하는 양성종양으로, 꽤 많은 여성에서 발견됩니다. 생리통이나 부정자궁출혈을 일으키는 대표적인 질환이기도 합니다. 자궁근종이 난임의 원인인가에 대해서는 논란이 있지만, 자궁내막을 침범하는 점막하 자궁근종(submucosal myoma)은 여러 연구에서 난임의 원인이 될 수 있다는 데에 대체적으로 동의하고 있는 편입니다.

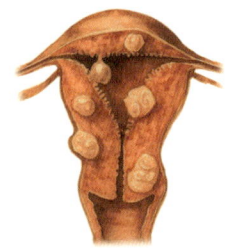

그림 4-8. 자궁근종

난임이 궁금해요 Q & A

Q. 자궁근종 수술을 미리 받으면 도움이 될까요?

근종의 위치가 자궁내막에 얼마나 가까이 있는가 하는 것이 관건입니다. 5cm 이상의 커다란 자궁근종이 내막을 포함하지 않거나, 아주 조금만 차지하고 있으면 미리 수술을 하여 제거할 수 있습니다. 임신 후, 자궁근종으로 인한 출혈, 통증이나 조산 등 후유증 예방에도 많은 도움이 됩니다. 하지만 반대로, 자궁내막을 침범하지 않은 작은 자궁근종이라면 굳이 수술로 건드릴 필요는 없습니다. 괜히 자궁에 손상을 주면, 이후 출산 과정에서 수술 부위가 약해져 자궁파열의 위험이 생길 수도 있기 때문입니다.

난임이 궁금해요 Q & A

Q. 피임약을 오래 먹으면 난임 가능성이 높아지나요?

자궁내막이 7mm 미만으로 얇은 여성들의 경우, 피임약을 오래 복용한 사람 중에서 평균 피임약 복용 기간은 9.8년으로 나타났으며, 7mm 이상인 사람들의 평균 피임약 복용 기간은 5.8년으로 나타났습니다. 5년 이상의 장기간 피임약 복용은 적절한 자궁내막의 성장에 영향을 미쳐 시험관 시술의 실패 확률이 높아지고 착상을 위해 더 장기간이나 고용량의 호르몬 자극을 필요로 하게 됩니다.

난임이 궁금해요 Q & A

Q. 자궁내막증(endometriosis), 자궁내막종양(endometrioma)이 있는데, 무슨 질병인가요?

난임 입장에서는 복강내 원인으로 인한 요소 - 자궁내벽에 있어야 할 조직이 다른 곳에 위치 하는 질병 입니다. 문제는 골반 안쪽이나 나팔관 주변에 들러붙어서 유착을 시키거나 난소의 실질을 파고 드는 경우가 문제가 됩니다. 크기가 아주 크면 제거를 하지만, 난임 입장에서는 그렇게 하면 난소의 실질이 줄어들어서, 난임 치료를 위해서는 난자를 만들 수 있는 난소조직량이 줄어들게 됩니다.
종양의 상태를 관찰해가면서, 달래가다가 출산 후 난소의 기능을 확인해가면서 제거하는 것도 한 방법으로 추천됩니다. 이때 종양의 상태는 종양표지자검사의의 하나인 CA- 125로 난소 기능은 항뮐러관호르몬(AMH)으로 추적을 해야 합니다.

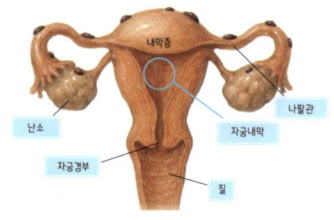

그림 4-9. 자궁내막증

난임이 궁금해요 Q & A

Q. 생리통과 난임도 연관이 있나요?

자궁내막조직이 자궁 밖의 복강 내로 이동하여 발생하는 상태를 자궁내막증이라고 합니다. 자궁내막증은 주로 난소나 나팔관, 골반벽, 장에 발생되고 이는 월경주기에 맞춰 성장하고 출혈을 하게 되는데, 출혈하면서 유착된 공간에 염증을 일으키고, 흉터를 남기면서 심한 이차성 생리통과 같은 문제가 발생하게 됩니다. 자궁내막증을 통해 생긴 염증은 정자의 운동 및 나팔관의 움직임을 방해해 난임의 원인을 제공할 수 있으며, 수정이 정상적으로 이뤄졌다 하더라도 착상하는 과정을 어렵게 만들어 자연 유산의 위험성이 커질 수 있습니다.

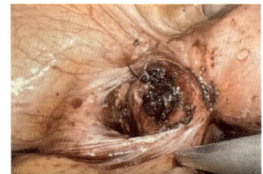
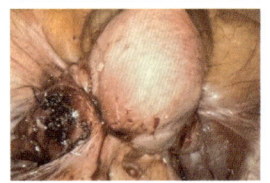

그림 4-10. 자궁내막증

Jenny. H의
난임 Diary 1

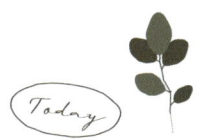

저는 36살 한제니입니다. 결혼한 지는 4년 차에 접어들었어요.
결혼 후에도 직장 생활을 계속할 수 있었던 건, 남편이 일찍 퇴근해 집안일을 많이 도와준 덕분이죠. 그럼에도 회사에서는 새 프로젝트까지 맡은 탓에 잦은 야근을 하느라 몸과 마음이 조금 힘들었습니다. 그래도 고생한 보람이 있어, 올해 초에는 승진도 했어요.

하지만 4년 사이 몸무게가 4kg나 늘었습니다. 1년에 1kg씩 찐 셈이라 속상하네요. 어제도 퇴근 후 회식을 했는데, 이런 식으로 자꾸 먹다 보면 더욱 체중 조절이 쉽지 않을 것 같아 걱정이에요.

그리고 내일은 그동안 고민만 해오던, 난임 진료를 처음으로 받으러 가는 날입니다. 병원에 전화했더니 생리 2~3일 차에 오라고 하시더라고요. 그 시기가 생리통도 심하고 양도 많은 때라 꽤 꺼려지지만, 직접 가서 왜 그렇게 해야 하는지 물어보려고 해요. 혹시 내진까지 있을까 봐 겁나는데, 설마 생리 중에 내진을 진행하진 않겠죠?

남편에게도 같이 가자고 했어요. 난임은 저 혼자만의 일이 아니니까요. 병원에서 혹시 좋지 않은 얘기를 들으면 어쩌나 벌써부터 마음이 편치 않습니다.

병원 방문 후

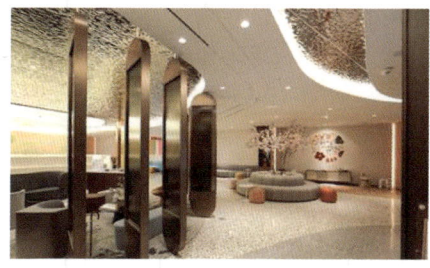
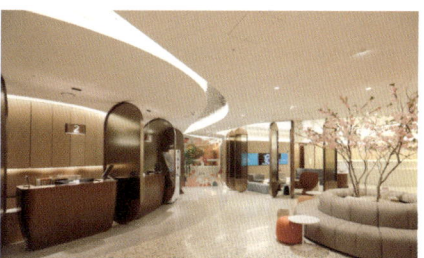

그림 4-11. 병원 입구

KIOSK(접수창구)에 먼저 입력했어요. 접수를 하고, 예진실에서 체크리스트 작성 후 안내를 받고, 혈압과 체지방을 측정했어요.

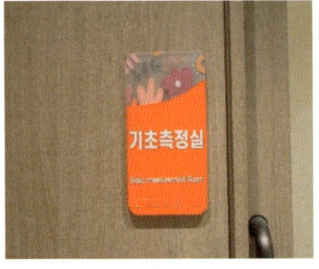 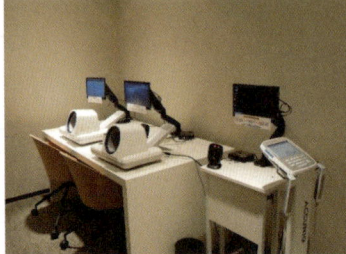 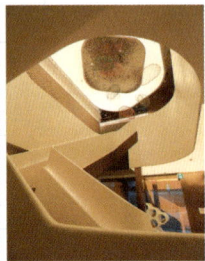

그림 4-12. 병원 내 기초측정실

남편은 안내를 받고, 1층 남성검사 파트로 내려 갔어요. 검사 받으면서, 민망하지 않으려나 하고 생각했어요. 이상한 동영상을 본다는데…….

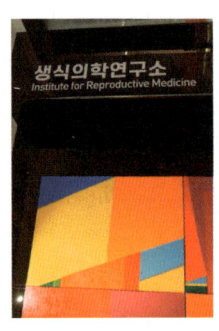

지정된 진료실 앞에 갔더니, 먼저 온 분들이 많이 기다리고 계시더라고요. 검사가 끝난 남편과 함께 잠시 대기하다가, 제 이름이 불려 진료실 안으로 들어갔어요. PPT 화면을 보면서 설명을 듣고 나서, 초음파 검사로 자궁과 난소 상태를 확인받고, 생리 중이었지만 분비물 검사까지 받았어요. 의료기술이 좋아져서인지, 예전에는 생리가 끝난 후에 방문하라고 했던 것 같은데 이제는 바로 검사가 가능하다고 하네요. 이렇게 해서 첫 초기 검사는 끝났습니다.

그리고 생리가 끝난 뒤에 진행할 자궁난관촬영(HSG) 검사도 예약했어요. 배란일 전에 해야 하고, 굳이 금식할 필요는 없지만 속을 너무 든든하게 채우지 않는 게 좋다고 하셨습니다. 저는 혹시 모를 구역감이 싫어 금식을 하려고 해요. 어떤 후기에서 조영제를 넣으면 울렁거릴 수 있다는 글을 본 적이 있어서요. 어느 블로그에서 자궁난관촬영 검사가 많이 아프다는 정보를 보고 벌써부터 걱정이 됩니다. 다른 블로그에서 이야기하는 것에는 초음파 방식(HyCoSy)으로도 검사가 가능하지만, 방사선 촬영(HSG)과 비교해 정확도가 다를 수 있고, 결국 조영제가 들어갈 때 순간을 포착해야 해서 절차 자체가 쉽지 않다고 하더라고요. 아무튼 생각만 해도 긴장되고 무섭지만, 해야 하는 일이니 마음먹고 잘 버텨보려고 합니다.

난임이 궁금해요 Q & A

Q. 언제쯤 난임 검사를 받는 것이 좋은가요?

병원을 방문하는 시기는 생리 시작 2~3일째가 가장 좋습니다. 우리 몸이 자궁내막뿐 아니라, 난임에 중심이 되는 여성호르몬에서도 새롭게 포맷(formet)되는 시기이기 때문입니다. 이를 '기초호르몬' 검사라고 합니다. 그 시기를 지나면, 호르몬 수치가 점점 증가되어 왜곡된 결과가 나오기도 합니다. 예를 들면, 난포자극호르몬(FSH) 수치가 10~12IU/mL 이상으로 올라가면, 난소기능저하로 진단되는데, 그 시기가 지나면, 수치는 올라가는 것이 당연해지지요.

2. 난임 진단을 위한 첫 방문: 무엇을 하나요?

난임 진단을 위한 첫 방문은 중요한 시작점입니다. 이 과정에서 주치의는 기본적인 건강 상태를 확인하고, 난임의 원인을 파악하기 위해 다양한 검사를 진행합니다.

이번 장에서는 첫 방문 시 이루어지는 검사와 그 중요성에 대해 쉽게 이해할 수 있도록 설명하겠습니다.

1) 주치의와의 첫 대면

첫 대면에서는 주치의가 환자의 전반적인 건강 상태를 파악하기 위해 문진과 기본적인 부인과 내진을 진행합니다.

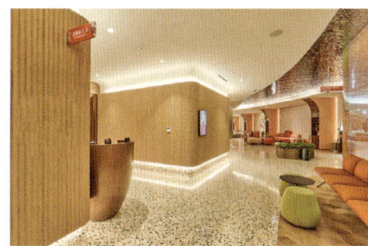 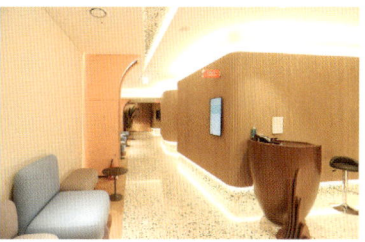

그림 4-13. **진료실**

3. 난임 검사 시작

1) 검사 종류

(1) 문진

월경 주기와 관련된 질문, 그리고 임신 시도 여부, 과거 임신 경험 등을 물어봅니다.

(2) 부인과 내진

초음파 검사와 동시에 질염이나 자궁경부 이상 여부를 확인합니다. 질 분비물이 투명하거나 우윳빛을 띠는 경우, 가렵지 않다면 정상으로 간주됩니다. 분비물 중에는 질 내 환경을 약산성으로 유지하는 젖산균(락토바실루스)이 병원균 증식을 억제한다는 점도 설명받게 됩니다.

(3) 성매개 감염 검사(Sexually transmitted infections)

PCR 검사를 통해 마이코플라즈마균, 유레아플라즈마균, 클라미디아균 등의 감염 여부를 확인합니다. 이 검사는 난임의 원인이 될 수 있는 골반염을 예방하기 위해 필수적입니다.

2) 기본 건강 상태 점검

난임 검사는 전신 건강 상태를 평가하는 것으로 시작됩니다. 여기에는 다음과 같은 항목이 포함됩니다.

(1) 혈액 검사

- 빈혈과 백혈구, 혈소판 수치확인과 매독, HIV 같은 성병 검사를 포함한 기본적인 감염 검사

- 간염 항원 및 항체 여부
- 풍진 및 수두 면역 상태 확인

(2) 호르몬 검사

- 난소 기능 평가(AMH 검사)
- 기초 호르몬(난포자극호르몬-FSH, 황체형성호르몬-LH, 에스트로겐) 측정
- 갑상선 호르몬 검사
- 비타민 D 검사

(3) 특정 질환 검사

다낭성난소증후군이 의심될 경우, 추가적으로 안드로겐검사(ADD), 고지혈검사, 당화혈색소 검사 등을 시행합니다.

(4) 자궁경부암 검사

자궁경부세포진 검사를 통해 자궁경부암 여부를 확인하고, 필요시 예방 접종이나 사전 치료를 권장합니다.

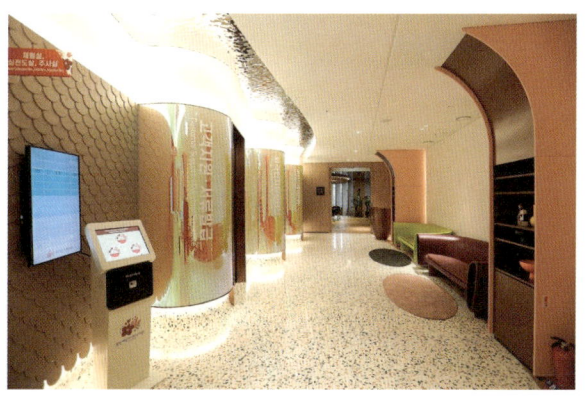

그림 4-14. 검사실 입구

이 외에도 예전에는 기초체온법, 자궁내막생검을 통한 자궁내막날짜 매칭 (endometrial dating), 성교 후 정자 검사, 자궁경부 분비물 점도 검사 등을 검사하였으나, 최근에는 이러한 검사들은 기본검사에서 제외되었습니다.

난임이 궁금해요 Q & A

Q. 난임 검사 이외의 기본적인 검사로는 어떤 것이 필요할까요?

초진 때 실시하는 빈혈, 혈액형검사, 소변 검사, 갑상선 검사, 풍진 검사, B형간염 항원항체 검사, 매독, HIV 혈청 검사 등을 받게 됩니다. 요즘은 관할 보건소에서 해주기 때문에 검사 후 자료를 가지고 오시면 많은 도움이 될 수 있습니다.

난임이 궁금해요 Q & A

Q. '선천성풍진증후군'이란 질환은 무엇인가요?

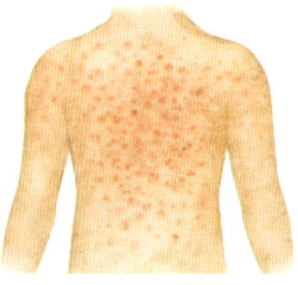

그림 4-15. 붉은 반점을 띠는 선천성풍진증후군

일반 '풍진'은 피부에 불그스름한 반점이 생기는 일종의 피부병처럼 보이기도 하고 발열이나 임파선 부종을 동반한 감기 비슷한 증상을 보이지만, 엄마가 풍진에 감염되면 바이러스가 혈액을 통해 아기에게 전해져서 심장 기형, 백내장, 난청, 정신박약 등 태아의 눈, 귀 심장 등에 기형을 유발하는 질환입니다. 임신 전 면역이 되어 있는지 반드시 확인하고 면역이 없는 상태라면 예방

주사를 맞아야 하는데, 이 풍진주사는 '생백신'이므로 반드시 임신 여부를 확인하고 임신 가능성이 없는 생리 기간 중에 맞는 것을 권장드립니다. 만일, 면역 없이 임신을 맞이하였다면, 임신 초기 첫 3개월 안에는 특히 더 조심해서 밖에 다녀오면 손발을 깨끗이 하여 바이러스가 묻어 들어오지 않게 해야 합니다. 임신 후반으로 들어갈수록 태아에게 영향이 줄어들어서 임신 6개월 이후에는 큰 영향은 보고되지 않았습니다.

3) 추가 검사

기본 검사 외에도 난임의 원인을 더욱 구체적으로 파악하기 위해 추가 검사가 필요할 수 있습니다. 만약 인공수정술(자궁 내 정자주입술), 체외수정시술(시험관시술) 등을 적극적으로 시도하게 된다면 지방자치단체 금액 지원을 받기 위한 필수 검사-정액검사와 자궁난관(나팔관) 촬영술-를 하셔야 합니다.

(1) 정액 검사

남성의 정액 검사는 난임 진단에서 중요한 부분을 차지합니다. 세계보건기구(WHO)가 제시한 정상 기준은 다음과 같습니다.

- 정액량(부피): 1.4mL 이상
- 정자 수: 3,900만/mL 이상
- 운동성: 42% 이상(전진 운동성 30% 이상)
- 정자 형태: 정상 형태 4% 이상

정액 검사는 수시로 받을 수 있으며, 정액검사의 지원진단상 유효기간은 '시술 진단 기준' 6개월 동안 유효합니다.

예를 들면, 1년 전 주치의의 진료 중에 체외수정술에 대한 시술 권고가 있었고 진료기록상에 남아 있다면, 그 시점에서 6개월 전후 안에 시행한 정액검사는 유효합니다. 이 같은 형식으로 정자 검사 결과가 나옵니다.

그림 4-16. 정자 검사 결과지

(2) 자궁난관촬영술

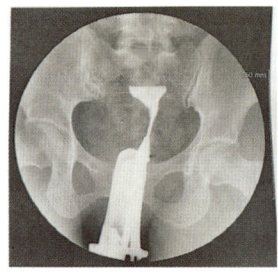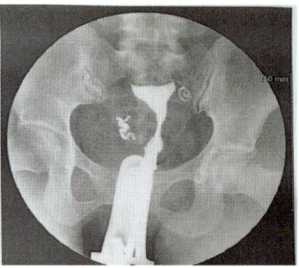

그림 4-17. 자궁난관촬영사진
(좌) 조영제가 아직 자궁 내에만 들어가 있는 모습 (우) 조영제가 양쪽 나팔관까지 도달해 있는 모습

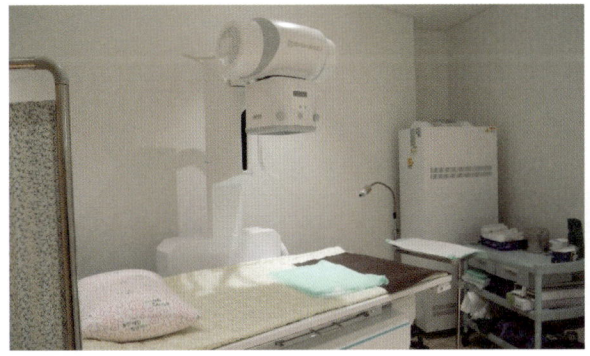
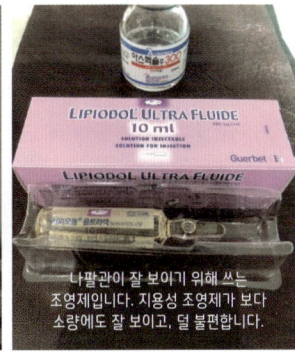

그림 4-18. 자궁난관촬영장비의 실제 모습

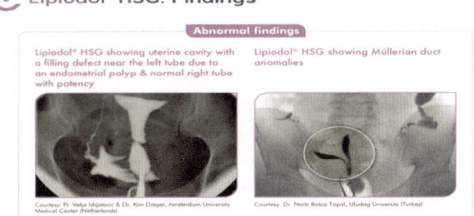

그림 4-19. 자궁난관조영술을 통한 자궁 및 난관 이상 소견

    자궁과 난관의 구조적 이상을 확인하기 위한 방사선 촬영 검사입니다. 월경이 끝난 직후부터 배란일 이전에 시행하며, 조영제를 사용하여 자궁 내부와 난관의 상태를 평가합니다. 일부 병원에서는 초음파를 사용하여 공기방울 함유 조영제를 이용한 검사(Hycosy)를 시행하기도 하지만, 이는 의료보험 급여 대상이 아닙니다.

(3) 추가 검사

    기본 검사 외에도 난임의 원인을 더욱 구체적으로 파악하기 위해 추가 검사가 필요할 수 있습니다.

① 배란 테스트

배란 초음파를 통해 난포 상태를 확인합니다. 소변 배란 테스트기를 통해 황체형성호르몬(LH) 상승 여부를 확인하고, 배란일을 예측합니다.

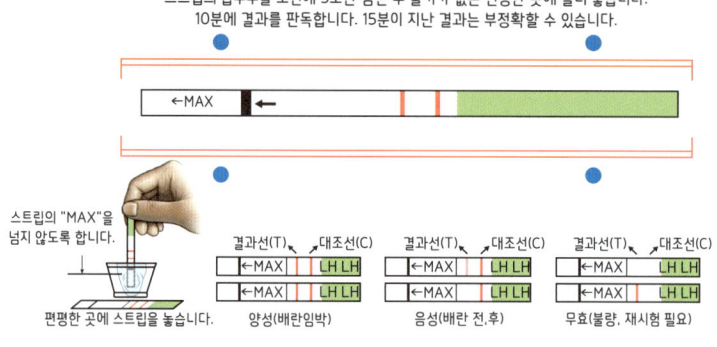

그림 4-20. 배란 테스트

② 유전 및 환경 요인 검사

다인성 유전질환 여부를 확인하고 약물, 방사선 물질, 화학물질, 술, 담배 등의 환경적 요인 평가하여 그에 맞는 모발검사 등을 실시합니다.

4) 환경적 요인의 영향

임신을 계획할 때는 환경적 요인도 중요하게 고려해야 합니다. 흡연의 경우, 직접 흡연과 간접 흡연 모두 태아에게 해로울 수 있습니다. 담배 연기 속 일산화탄소는 혈액 내 산소 공급을 저해하고, 니코틴은 자궁동맥을 수축시켜 태아의 발달에 부정적인 영향을 미칩니다.

음주는 태아의 건강을 위협할 수 있으므로 임신을 계획하는 시점부터 중단해야 합니다.

05 난임의 원인: 기타, 원인 불명

1. 면역 반응이란 무엇일까요?

우리 몸은 외부에서 들어오는 세균이나 바이러스 같은 침입자를 방어하기 위해 복잡한 면역 반응 시스템을 갖추고 있습니다. 면역 체계는 건강한 세포와 외부에서 들어온 세포를 구분하여, 침입한 세포를 공격하고 이를 기억해 둡니다. 이렇게 기억된 정보는 같은 세포가 다시 침입했을 때, 더 빠르고 효과적으로 방어할 수 있게 해 줍니다.

이를 "면역 반응"이라고 합니다.

하지만 면역 시스템이 잘못 작동할 때가 있습니다. 외부 침입 세포를 제대로 방어하지 못하거나, 오히려 자신의 건강한 세포를 공격하기도 합니다.

이러한 경우를 "면역학적 질병"이라고 부릅니다.

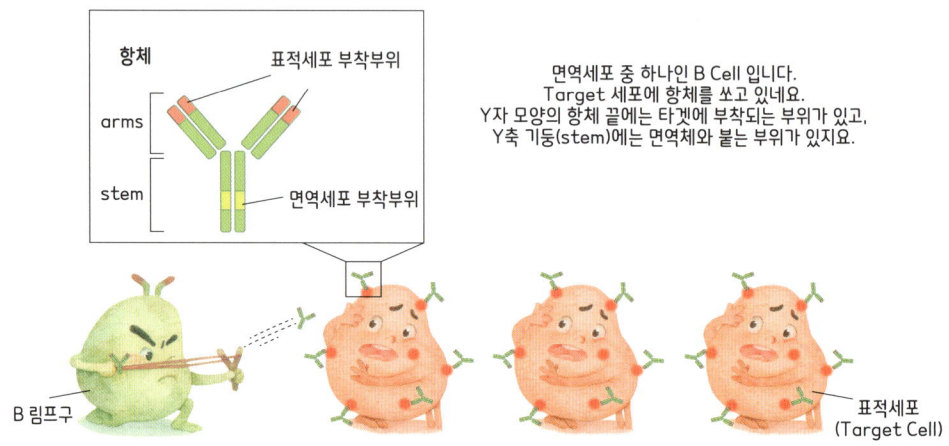

그림 5-1. 면역 반응

2. 난임과 면역학적 요인

난임의 원인 중 하나로 면역학적 요인이 중요한 역할을 한다는 사실을 알고 계셨나요? 연구에 따르면, 반복적인 유산 사례 중 약 50%가 면역학적 원인과 관련이 있다고 합니다. 특히, 원인을 명확히 알 수 없는 난임의 경우에도 면역 체계와 관련이 있는 경우가 많습니다.

면역학적 요인은 크게 두 가지로 나눌 수 있습니다.

1) 자가면역 이상

면역 체계가 자신의 세포를 외부 침입자로 착각하고 공격하는 현상입니다. 예를 들어 항인지질항체나 항응고항체가 존재하면, 혈관이 좁아지거나 혈전이 생겨 혈액

공급이 원활하지 않아 태아가 제대로 성장하지 못할 수 있습니다. 이로 인해 초기 유산이 발생하거나, 임신 후기에 임신성 고혈압(임신중독증)이나 혈전증, 색전증 같은 문제가 발생할 수 있습니다.

(1) 검사 방법

자가면역 이상을 확인하기 위해 항인지질항체검사, 항-카디오리핀 항체검사, 루푸스 항체검사 등을 시행합니다.

이러한 검사를 통해 면역 체계가 제대로 작동하고 있는지 확인할 수 있습니다.

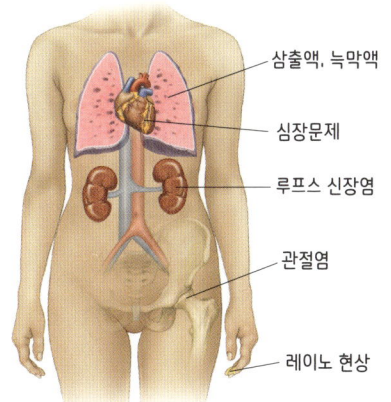
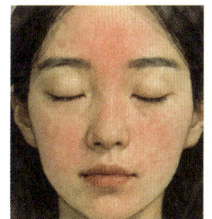

얼굴에 나비모양 발진

그림 5-2. 얼굴에 생긴 피부발진이 마치 늑대에 물린 자국과 같다고 하여 '루푸스'라고 불리게 되었습니다.

전신성 홍반성 낭창은 젊은 여성에게 주로 발병하는 대표적인 만성 자가면역 질환입니다. 정확한 이름은 전신성 홍반성 루푸스입니다.

자가면역 질환이란, 신체를 지키는 다양한 면역세포(B 림프구, T 림프구, 대식세포 등)와 면역항체가 자신의 건강한 조직을 공격함으로써 발생하는 다양한 손상을 일

컫는 말입니다. 이상이 생긴 자가항체가 자신의 조직과 기관을 건드려 차례로 염증과 손상을 유발함으로써 여러 증상이 발생합니다. 이로 인해 피부, 관절, 신장, 폐, 신경조직이 손상될 뿐만 아니라 전신에서 염증 반응이 일어납니다.

전신성 루푸스의 대표적인 증상인 피부 발진이 마치 늑대에 물린 자국과 비슷하다고 하여 '루푸스(루푸스는 라틴어로 늑대라는 뜻입니다.)'라고 불리게 되었습니다.

혈청 검사에서 항인지질 항체가 발견된다고 하여 모두 항인지질항체증후군으로 진단되는 것은 아니며, 임상 소견(혈전증 또는 반복적 유산)이 동반되어야 항인지질 항체증후군으로 진단할 수 있습니다.

혈전증은 자궁으로 가는 혈류가 차단되어, 배아의 안정적인 착상을 방해합니다. 그뿐만 아니라 심하면 하지의 심부정맥혈전증, 심장의 관상동맥질환, 뇌졸중을 일으킬 수 있습니다.

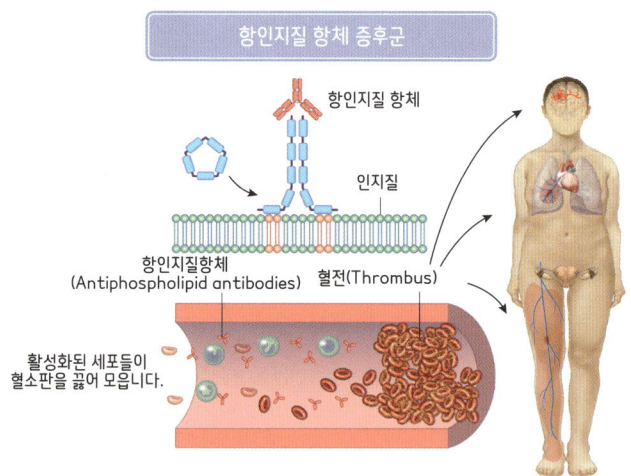

그림 5-3. 항인지질 항체에 의해 혈관내 플라그가 만들어지면서 이 혈전으로 인해 혈전증은 자궁으로 가는 혈류가 차단되어, 배아의 안정적인 착상을 방해합니다.

2) 동종면역 이상

대표적인 예로 태아와 모체 사이에서 발생하는 것으로 임신 시 태아의 혈액 성분 등이 태반을 통해 엄마의 몸으로 들어가 면역이 생기는 경우를 볼 수 있습니다.

엄마의 면역 체계가 태아를 이물질로 인식하고 공격하게 되는 경우입니다. 정상적인 상황에서는 엄마의 몸에서 차단항체(blocking antibody)가 생성되어 태아를 보호하지만, 이 차단항체가 형성되지 않으면 태아가 면역 공격을 받아 유산으로 이어질 수 있습니다.

3. 면역학적 요인의 치료법

면역학적 요인으로 인한 난임은 적절한 치료를 통해 극복할 수 있습니다. 주요 치료법은 다음과 같습니다.

1) 항응고제 치료

혈전 문제를 예방하기 위해 소용량 아스피린(베이비 아스피린)이나 저분자 헤파린 같은 주사를 사용합니다. 이 약물들은 혈액 순환을 원활히 하여 태아가 건강하게 성장할 수 있도록 돕습니다.

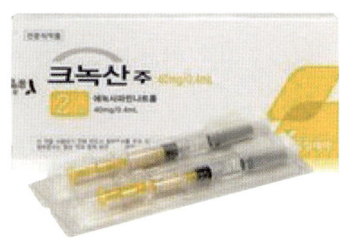

그림 5-4. 병원에서는 저분자 헤파린으로 항응고에 대한 대비를 하고 있습니다.

치료 과정에서 복부에 멍이 들 수 있지만, 이는 약물이 제대로 작용하고 있다는 신호일 수 있습니다.

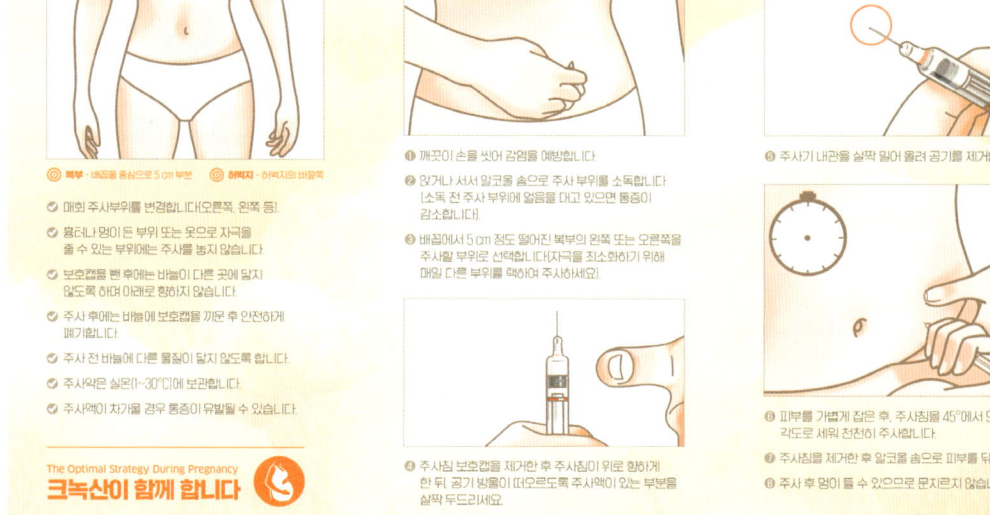

면역글로불린 주사: 면역글로불린은 면역 체계를 조절하고 염증을 줄이는 데 효과적입니다. 또한, NK세포(자연살해세포)의 과도한 활동을 억제하여 유산 위험을 줄이는 데 도움을 줍니다. 이 치료는 반복 유산을 경험한 환자 중 엄격한 기준을 충족하는 경우에만 시행됩니다.

기준 대상은 습관성유산 또는 반복착상 실패 환자를 대상으로, 말초혈액 NK (natural killer) cell 분율이 12% 이상이며, 3회 이상 반복하여 유산 또는 착상실패를 경험한 경우에 국한합니다(인정비급여 항목입니다).

용량은 kg당 400 mg으로 배란일 또는 보조생식술 시행일 로부터 3~4주 간격으로 보통 임신 14주까지 가능합니다.

난임이 궁금해요 Q & A

Q. '콩주사'라고 해서 하얀색의 두유 같은 주사를 맞기도 하던데, 어떤 효과가 있는 것인가요?

인트라리피드 주사로서 색깔이 하얗게 보여서, 콩주사라고 말하는 지질(fat emulsion) 형태의 인정비급여 주사입니다.

NK cell 수 및 활성도, Th1 면역을 억제하는 효과를 기대할 수 있습니다. 보통 20%, 50 g/250 mL 또는 10%, 50 g/500 mL로 주사를 하는데, 난자 채취일 또는 배아이식일에 이후 임신확인 되는 1주일 이내, 이후, 임신 14주까지 3~4주 간격으로 주사를 맞습니다. 천천히 맞아야 하며, 부작용으로는 체온상승, 식욕부진, 오심(미식거림), 구토, 오한 저혈압, 호흡곤란, 목과등, 허리 등의 통증을 유발하는 경우가 드물게 있습니다.

- 생선, 계란, 콩, 땅콩과 같은 단백질에 과민반응이 있는 환자
- 심한 고지혈증 환자
- 심한 간기능 부전 환자
- 심한 혈액응고 장애 환자
- 혈액 여과나 투석을 실시하지 않는 신기능부전 환자에서는 금기이지만 난임으로 치료를 받는 분들은 미리 이상을 체크되고, 치료 후 진행되기 때문에 크게 걱정하지 않으셔도 됩니다.

2) 호르몬 치료

황체 호르몬이 부족하면 임신 초기 유산 위험이 높아질 수 있습니다. 이를 보충하여 임신을 유지할 수 있도록 돕는 치료법입니다.

3) 엽산 치료

유전자 검사에서 아래 표에서 보시는 것과 같이 왼쪽의 유전자와 오른쪽의 유전자가 같이 복제되어야 되는데 한쪽이 변이가 일어나서 C 대신 T로, A 대신 C로, 치환되면 hetrogenous(한쪽변이, 이형변이), C가 모두 T로 바뀌고, A가 모두 C로 바뀌는 homogenous(양쪽변이, 동형변이)가 일어날 수 있습니다.

(1) 유전자 변이의 종류

유전자 변이의 종류에는 MTHFR C677T과 MTHFR A1298C 돌연변이가 있습니다.

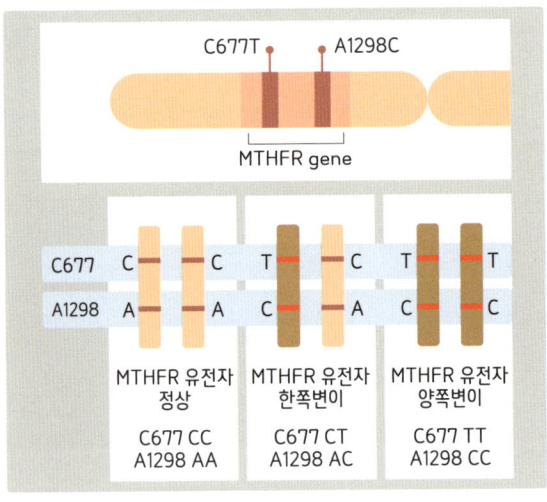

그림 5-5. 엽산유전자

(2) 엽산메틸대사효소(MTHFR)돌연변이에 따른 효소 활성도

MTHFR C6771 유전자 돌연변이를 동형접합체, 또는 MTHFR C6771과 A1298C를 각각 한 개씩 복합이형접합체로 가진 경우, MTHFR 효소 활성도가 감소되어 혈종호모시스테인 농도를 증가시키게 됩니다.

표 5-1. 엽산유전자 변이

정상/돌연변이	염기 형태	MTHFR 효소 활성도
정상(동형접합 정상형)	MTHFR C677C	100%
돌연변이(이형접합 변이형)	MTHFR C677T	35% 감소
돌연변이(복합동형접합 변이형)	MTHFR T677T MTHFR C1298C	70% 감소

출처: GC녹십자

-엽산메틸대사효소(MTHFR)는 호모시스테인 대사에 관계되는 효소로 MTHFR 유전자로부터 생성됩니다. C677T 변이가 생기면 열에 약한 MTHFR효소가 만들어져서 메틸화 활성도가 감소하고, 이는 반복착상실패나 습관성 유산을 일으키는 혈전증의 위험도를 높이고, 호모시스테일 혈증의 원인이 됩니다.

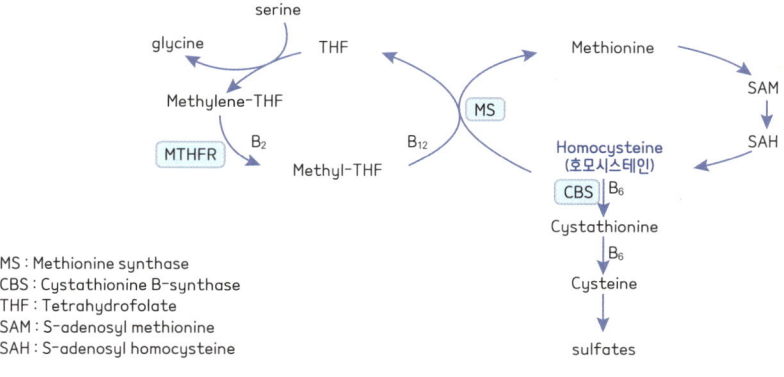

그림 5-6. 호모시스테일 혈증의 원인

고-호모시스테인혈증(hyper-Homocysteinemia)이 생기지 않도록 미리 차단하거나, 생기는 경우에는 메티오닌이나 시스테인으로 대사 되도록 해야 합니다. 이때 고용량엽산이 도움이 됩니다.

-MTHFR T677T(동형접합자type)이면, A1298C변이 유무와 관계없이 MTHFR 효소 활성도가 감소하여 고-호모시스테인혈증(hyper-Homocysteinemia)의 위험이 높아집니다.

난임이 궁금해요 Q & A

Q. 왜 고-호모시스테인 혈증이 위험 할까요?

A. 호모시스테일과 같은 혈액내 자극성 물질이 혈관벽을 손상시키기 때문입니다. 그로 인해, 결국 혈전(플라크)이 생기게 됩니다.

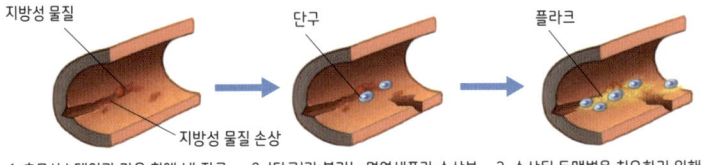

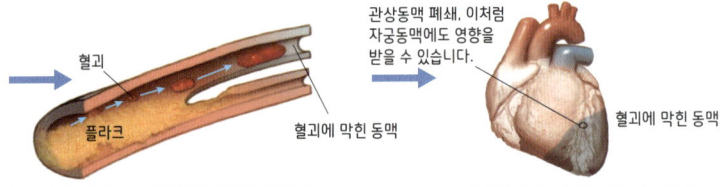

그림 5-7. 혈전이 생기는 과정

이때는 엽산의 흡수가 잘 안 되고, 혈전의 위험성이 증가되며, 호모시스테인혈증을 교정해야 하므로, '고함량'의 엽산이 필요합니다.

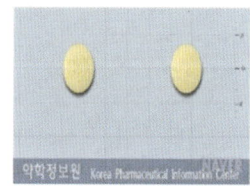
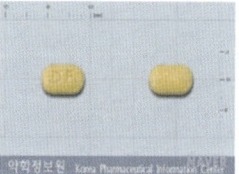

1mg 수용성 폴산정   5mg 수용성 폴다정

그림 5-8. 고혈량 엽산

4. 습관성 유산 검사

반복적인 유산, 즉 습관성 유산의 원인을 찾기 위해 다양한 검사가 필요합니다. 주요 검사는 다음과 같습니다.

1) 유전 검사

부모 중 한쪽이나 양쪽에 염색체 이상이 있는 경우, 유산이 반복될 수 있습니다. 혈액 검사를 통해 염색체 이상 여부를 확인합니다. 이 검사는 금식이 필요하지 않으며, 검사 결과는 약 2~3주 후에 확인할 수 있습니다.

2) 자궁내막 검사

태아가 착상되는 자궁내막의 기능을 평가하는 검사입니다. 황체 호르몬 검사와 자궁내막 검사를 통해 내막이 배아를 받아들일 준비가 되었는지 확인할 수 있습니다. 최근에는 혈액으로 자궁내막 상태를 분석하는 검사법도 개발되어, 개인별 맞춤형 배아 이식 시기를 알려줍니다.

3) 감염 검사

유산을 유발할 수 있는 세균(마이코플라즈마균, 유레아플라즈마균, 클라미디아균 등) 감염 여부를 확인합니다. 감염이 발견되면 적절한 항생제 치료를 통해 문제를 해결할 수 있습니다.

4) 혈액 응고 검사

선천적으로 혈전이 잘 생기는지, 혈액 응고와 관련된 특정 단백질의 이상 여부를 확인합니다. 이 검사는 혈액순환 문제를 조기에 발견하여 치료 방향을 설정하는 데 중요합니다.

(1) PT (Prothrombin Time) 및 aPTT (Activated Partial Thromboplastin Time) 검사
혈액응고과정을 측정하는 응고인자 검사입니다.

(2) 혈소판 기능 검사
혈소판의 기능 이상을 확인하여 출혈 질환을 진단합니다.

(3) 혈전증 관련 검사
항트롬빈, 단백질 C, 단백질 S 등의 검사를 통해 혈전증 위험을 평가합니다.

5) 원인 불명

상기 원인 이외에 나이, 비만도, 음주, 흡연, 커피 등 환경적 요인도 유산율에 영향을 미칠 수 있습니다.

난임이 궁금해요 Q & A

Q. 한국의 습관성 유산 기준이 미국이나 유럽 등 다른 나라와 다르다고 들었는데, 맞나요?

A. 한국에서의 유산의 정의에 생화학적 임신은 포함되지 않습니다.
그리고 습관성 유산의 정의도 3회 이상 유산되는 경우로 되어 있습니다(연속여부 무관). 실제로는, 유럽불임학회가이드에서 2회 이상 유산 시, 습관성 유산으로 진단해도 되고 여기에 생화학적 임신도 포함해서 2회 이상이면, 필요검사를 고려할 수 있다고 되어 있습니다.
하지만, 현재 우리나라의 국민건강보험공단 급여기준은 생화학적 임신을 제외한 3회 유산이 기준입니다. 그러나 자연유산의 2번 연속 반복되더라도, 산모의 나이가 많거나(35세 이상) 불임의 과거력이 동반된 경우에는 습관성 유산으로 정의하기도 합니다(질병관리청, 건강정보포탈).

5. 유산 후의 영향

유산은 여성의 몸과 마음에 큰 영향을 미칠 수 있습니다. 자연 유산이 반복되면 자궁 내막이 얇아지거나, 자궁 내 유착이 생길 위험이 있습니다. 이는 이후 임신을 어렵게 만들 수 있으므로 유산 후 충분한 회복 기간과 적절한 치료가 필요합니다.

난임이 궁금해요 Q & A

Q. 유산 후에는 임신 가능성이 낮아지나요?

생리처럼 출혈이 있으면서 태낭이 빠져나가기도 하는 절박유산도 있고, 드러나는 증상은 없지만 초음파 검사를 해봤을 때 태아가 성장을 멈춰서 유산이 되는 계류유산도 있습니다. 이러한 자연유산이 반복되는 경우를 습관성 유산(반복유산)이라고 합니다. 원인은 배아의 염색체 이상, 내분비장애, 면역학적 이상이거나 자궁의 구조 이상이 원인이 될 수 있습니다.

06 검사 결과 후 치료 계획

난임 검사가 완료되고 결과가 나오면, 이를 바탕으로 구체적인 치료 방향이 설정됩니다. 난임 치료는 부부의 상황에 따라 다양한 방식으로 진행되며, 자연 임신의 가능성이 낮은 경우 인공수정이나 시험관 시술과 같은 방법이 고려됩니다.

이 장에서는 주요 난임 치료 방법과 관련 기준을 설명합니다.

I. 치료 방향 설정

난임 치료의 방향은 부부의 검사 결과와 의사의 판단에 따라 결정됩니다. 다음은 치료 방향을 결정하는 주요 기준입니다.

1) 여성의 가임력 감소

여성의 가임력은 35세부터 급격히 감소하기 시작하며, 40세 이상에서는 임신 가능성이 약 5%로 매우 낮아집니다.

2) 검사 결과에 따른 치료

자연 임신이 가능성이 낮다면, 인공수정 또는 시험관 시술이 권장됩니다.

2. 인공수정 (자궁내 정자주입법)

인공수정은 난임 치료에서 비교적 간단한 방법으로, '자궁내정자주입법'이라고도 불립니다. 이 방법은 배란일에 맞춰 진행되며, 다음과 같은 조건을 충족해야 합니다.

1) 시술 기준

원인불명이라면,
- 여성 연령 35세 미만에서: 1년 이상 자연 임신이 되지 않은 경우
- 여성 연령 35세 이상에서: 6개월 이상 자연 임신이 되지 않은 경우
- 경증의 남성 난임(정자 활동성 저하)
- 경증의 자궁내막증
- 정자공여 등의 기타사유

병록번호 :   연 번 호 :

진 단 서 (인공수정시술 지원 신청용)

수진자	아 내		주민등록번호		법률혼 여부	○법률혼
			연 락 처			
	남 편		주민등록번호			○법률혼 아님(사실혼)
			연 락 처			
난임의 원인		□남성요인 □배란기능장애 □난소기능저하 □난관요인 □자궁요인 □자궁내막증 □원인불명(원인 불명의 경우, 다른 요인 선택 불가) □기타				
필수검사 시행 (모두 체크)		□정액검사 (WHO, 2010기준) 검사일자 (년 월 일) *복수선택 가능 □자궁 및 난관검사 검사일자 (년 월 일) *검사방법 □HSG □HyCoSy □복강경검사 □개복수술력 □정상 배란 유무 검사일자 ( ) *기타검사 (□진단복강경 □자궁내시경검사 □호르몬검사)				
필수검사 결과 의학적 소견 (타기관 검사포함)		① 정액 검사 ○정상 ○이상 ② 자궁난관검사 ○정상 ○이상 ③ 배란기능 ○정상 ○이상				

인공수정 필요사유
(의학적 기준
가이드라인)
		1. 원인불명 난임(정액검사와 배란기능, 자궁강 및 난관 검사결과 모두 정상 소견)
		  □1-1-1 여성연령 35세 미만이면서 1년 이상 자연임신 되지 않은 경우
		  □1-1-1 (단서조항) 여성연령 35세 이상이면서 6개월 이상 자연임신이 되지 않은 경우
		2. 남성요인
		  □2-1 정계정맥류가 없는데도 정액 검사 이상 소견 확인
		  □2-2 사정 장애 등 기타 이유
		3. 자궁내막증
		  □3-1 자궁내막증 수술 후 자연임신 시도 6개월 이상 경과
		  □3-2 임상적으로 의심되는 자궁내막증을 동반하면서 자연임신 시도 1년 이상 경과
		4. 기타사유(정자공여 등) ( )				

임신시도기간 (피임기간제외)		□6개월 ~ 1년 □1년 ~ 2년 □3년 이상				
이전 보조생술 이행 여부 (타병원 시술 포함)		○있음 *인공수정( )회, *체외수정( )회 ○없음				
인공수정시술 기관지정번호		의료기관명			전 화 FAX	
□기존 진료받은 환자가 지원 신청을 위해 진료기록부등에 따라 발급한 경우로 진단연월일						

위와 같이 정부지원 인공수정시술을 시행하였음을 확인합니다.
년 월 일

의사면허번호 :   전문의자격번호 :
  담당의사 :   (서명 또는 인)   시술기관대표 :

시군구 보건소장 귀하

2) 시술 과정

배란일에 맞춰 난포를 성장시키고 몇 개의 배란 난자를 확보합니다. 정액은 원심 분리 과정을 거쳐 운동성과 형태가 우수한 정자를 선별합니다. 선별된 정자를 자궁 내로 직접 주입하여 수정 가능성을 높입니다.

3. 시험관(체외수정) 시술

시험관 시술은 자연 임신과 인공수정으로 임신이 어려운 경우에 시행됩니다. '체외수정'이라고도 불리며, 다음과 같은 조건을 충족해야 합니다.

1) 시술 기준

- 양측 난관 폐쇄, 중증 자궁내막증, 난소기능저하, 착상 전 유전 진단(PGT 검사)이 필요한 경우
- 반복적인 인공수정 실패 후 1년 이상 임신되지 않는 경우
- 무정자증 같은 남성 불임인 경우
- 여성 연령 35세 미만에서 3년 이상, 35세 이상에서 1년 이상 임신되지 않는 경우(원인 불명의 난임)
- 기타 정자공여 등이 의사가 필요하다고 판단하는 경우

2) 시술 과정

배란유도 주사를 이용하여 난포를 성장시키고 성숙 난자를 확보합니다.
이 성숙 난자를 체외에서 수정시키고, 형성된 배아를 자궁 내로 이식합니다.

병록번호: _____   연 번 호: _____

진 단 서 (체외수정시술 지원 신청용)

수진자	아내		주민등록번호		법률혼 여부	○법률혼
			연락처			○법률혼 아님(사실혼)
	남편		주민등록번호			
			연락처			
난임의 원인	□남성요인 □배란기능장애 □난소기능저하 □난관요인 □자궁요인 □자궁내막증 □원인불명(원인 불명의 경우, 다른 요인 선택 불가) □기타					
필수검사 시행 (모두 체크)	□정액검사(WHO, 2010기준) 검사일자(년 월 일) ※정액검사 예외 □4번 남성요인 항목에 대한 비뇨기과 진단서 별도 제출한 경우 □냉동배아,냉동정자로 시술하는 경우 (진단서 발급일자:) □자궁 및 난관검사 검사일자(년 월 일) *검사방법 □HSG □HyCoSy □복강경검사 □개복수술력 ※난관검사 예외 □양측나팔관 폐쇄 또는 절제, 심한 유착으로 인한 나팔관 기능 부전 진단서를 제출하며 나팔관 검사 없이 자궁검사만 실시한 경우 □난소기능 저하 등 여성원인으로 체외수정이 반드시 필요한 경우 □남성요인(무정자) 난임으로 체외수정시술로만 임신을 기대할 수 있는 경우 □조영제알러지반응 등 (자궁 검사명: , 검사일자:) □정상 배란 유무 검사일자(년 월 일) *기타검사(□진단복강경 □자궁내시경검사 □호르몬검사)					
필수검사 결과 의학적 소견 (타기관 검사포함)	① 정액 검사 ○정상 ○이상 ② 자궁난관검사 ○정상 ○이상 ③ 배란기능 ○정상 ○이상					
체외수정 필요사유 (의학적 기준 가이드라인) *중복 선택 가능	1.체외수정시술 이외의 난임 치료로 임신을 기대하기 어려운 경우 □1-1 양측난관폐쇄(피임시술로 인한 폐색 제외) □1-2 중증 자궁내막증 □1-3 난소기능 저하 □1-4 착상전 유전진단이 필요한 경우 □1-5 기타 (상세사유: 기형정자, 정자무력증) 2.체외수정시술 이외 난임 치료에 의하며 1년 이상 임신이 되지 않는 경우 □2-1 난관 성형술 기왕력 □2-2 배란 유도 기왕력 □2-3 인공 수정 기왕력 □2-4 기타 (상세사유:) 3.원인 불명 난임(정액검사와 배란기능, 자궁강 및 난관 검사결과 모두 정상 소견) □3-1-1 여성연령 35세 미만이나 3년 이상 임신되지 않은 경우 □3-1-1 (단서조항) 여성연령 35세 이상이나 1년 이상 임신되지 않은 경우 4.남성요인 □4-1 저성선자극호르몬성 성선기능저하증 진단 후 24개월 이상 호르몬 치료한 경우 □4-2 정관절제술에 대한 수술적 치료 후 지속되는 난임 □4-3 정계정맥류 진단 치료 후 1년 이상 지속되는 난임 □4-4 폐쇄성 무정자증 진단 및 수술적 치료후 지속되는 난임 □4-5 비폐쇄성 무정자증 진단 후 고환 조직 검사에서 정자가 발견된 경우 5.기타사유(정자동여 등) ( )					
임신시도기간 (피임기간제외)	□1년 ~ 2년 □2년 ~ 3년 □3년 이상					
이전 보조생술 이행 여부 (타병원 시술 포함)	○있음 *인공수정( )회, *체외수정( )회 ○없음					
체외수정시술 기관지정번호		의료기관명			전화 FAX	
□기존 진료받은 환자가 지원 신청을 위해 진료기록부등에 따라 발급한 경우로 진단연월일						

위와 같이 확인합니다.
년 월 일

의사면허번호 :   전문의자격번호 :
  담당의사 :   시술기관대표 :

시군구 보건소장 귀하

4. 국가 및 지방자치단체의 지원

난임 치료는 비용이 많이 들기 때문에 국가와 지방자치단체에서 시술비 지원 제도를 운영하고 있습니다. 난임부부 시술비 지원의 경우, 지자체별 지준, 지원금액이 상이하기 때문에 해당지역 보건소에서 사전 확인이 필요 합니다.

난임부부 시술비 지원을 받으려면 다음의 요건을 모두 갖추어야 합니다.

- 인공수정시술 또는 체외수정시술 지원신청서를 제출할 것(정부지정 난임시술 의료기관 시술 의사의 '난임진단서' 첨부)
- 보건소에 직접 방문(본인 및 배우자 신분증 지참)하거나, '정부민원 24'에서 온라인 접수도 가능합니다.
- 원스톱서비스 항목에서 맘편한 임신을 클릭해서 들어 갑니다.

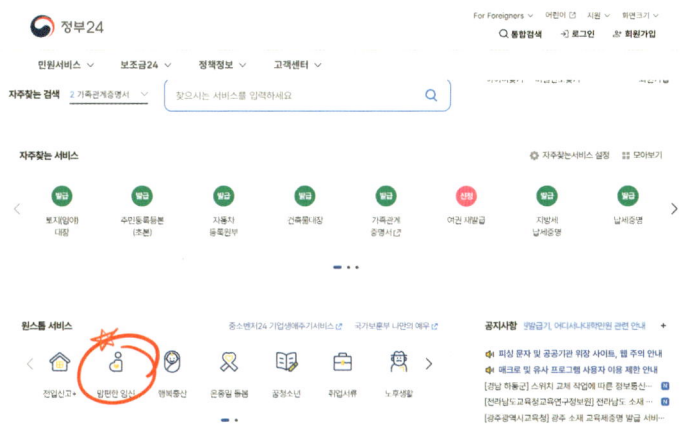

- 난임부부 시술비 지원으로 들어가시면 신청과 배우자 동의 절차를 거쳐서 신청을 하실 수 있습니다.

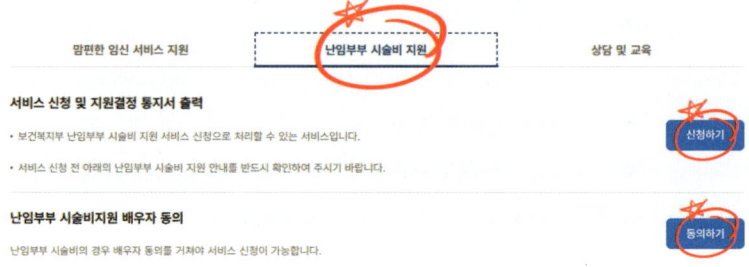

- 법적 혼인상태에 있거나 관할 보건소로부터 신청일 기준 1년 이상 사실상 혼인관계를 유지하였다고 확인된 난임부부에 해당됩니다(매 회차마다, 지원신청 접수일 기준).
- 부부 중 최소한 한 명은 주민등록이 되어 있는 대한민국 국적 소유자(주민등록 말소자, 재외국민 주민등록자는 대상에서 제외)이면서, 부부 모두 건강보험 가입 및 보험료 납부 여부가 확인되는 분이어야 합니다.
- 건강·장기요양 보험료납부확인서, 건강보험 자격확인서는 담당 공무원이 확인하므로 지참하지 않으셔도 됩니다.

난임부부 시술비 지원결정통지서

일련번호					발급일자		
주 소				연락처	(자택) -- --		
					(휴대폰) -- --		
성 명	부 인			생년월일		혼인 관계	☐ 법률혼
	남 편			생년월일			☐ 사실혼
시술종류 및 지원한도액	▶ 신선 (☐ 110만원 ☐ 90만원 ☐ 기타 ( )) ▶ 동결 (☐ 50만원 ☐ 40만원 ☐ 기타 ( )) ▶ 인공 (☐ 30만원 ☐ 20만원 ☐ 기타 ( )) ▶ 해당사항 없음(사실혼 부부로서 건강보험 급여 적용만) (☐ 신선, ☐ 동결, ☐ 인공)					회차	(2)차
유효기간	년 월 일 ~ 년 월 일까지 • 유효기간내 시술을 시작하지 못할 경우 자동 효력 상실(재신청을 통해 지원결정통지서 재발급 필요) • 사실상 혼인관계 확인 유효기간 종료일이 지원결정통지서 유효기간 종료일보다 선행할 경우 해당 통지서의 유효기간 종료일은 사실상 혼인관계 확인 유효기간 종료일로 함						

위와 같이 시술을 의뢰합니다.

(직인)

<준수사항>

◈ 지원 대상자

① 지원대상자는 원칙적으로 난임시술 의료기관을 방문하는 최초 진료일에 "지원 결정통지서"를 미리 제출하셔야 정부지원 난임치료를 시작할 수 있습니다.
② 시술비는 1회 시술비 지원 한도액 범위내에서 본인부담금(일부·전부)의 90%, 비급여(착상유도제, 유산방지제 각 20만원 및 배아동결비 30만원 한도)에 대하여 지원이 됩니다.
③ 지원대상자가 희망하는 시술지정기관에서 자유롭게 시술을 받되, 지원결정통지서 유효기간 내에 시술을 시작하여야 합니다. 유효기간이 경과한 경우, 반드시 새로운 결정통지서를 발급받아 시술기관에 재제출하여야 시술비를 지원 받을 수 있습니다.
④ 지원결정통지서의 시술종류와 다른 방법으로 시술받고자 하는 경우(예: 신선→인공), 시술을 중단하거나 시술도중 시술기관을 변경할 경우는 지원결정통지서를 발급한 보건소에 알려야 합니다.(시술비 신청 시 각 시술기관의 시술확인서 및 영수증을 각각 첨부)
⑤ 시술 의료기관이 아닌 인근 의료기관에서 프로게스테론 주사제를 투약하려는 경우, 거주지 관할 보건소에 문의하여, 투약 가능한 의료기관의 안내 및 투약절차 등을 안내받을 수 있습니다.

◈ 지정 의료기관

① 시술지정기관은 모든 시술대상자에 대하여 본 결정통지서 제출 이전 시술내용에 대하여는 정부 지원이 되지 않음을 정확히 안내 후 시술을 시작하여야 합니다.
② 본 지원결정통지서 "유효기간"이 경과한 지원대상자에게는 난임시술을 실시했더라도 정부지원금을 청구할 수 없습니다.
③ 부작용 등 경증 및 중등증 이상의 후유증 등은 건강보험 적용항목으로 정부지원시술비에 포함시키거나 별도로 청구할 수 없습니다.
④ 시술기관은 난임치료시술을 제공함에 있어 동사업 지침을 준수하지 않거나 지정기관으로서의 기능이 상실되거나 부적한 경우 지정기관에서 제외될 수 있습니다.
⑤ 시술기관 통계 관리를 위해 시술이력을 건강보험심사평가원에 제공하는 등 모니터링에 적극 협조하여야 합니다.
⑥ 사실상 혼인관계인 당사자의 시술을 수행한 후, 반드시 "요양기관 정보마당"에 사실혼 표기 입력 후 비용을 청구하여야 합니다.

◆ 본 증명서는 인터넷으로 발급되었으며, 정부24(gov.kr)의 인터넷발급문서진위확인 메뉴를 통해 위·변조 여부를 확인할 수 있습니다. (발급일로부터 90일까지) 또한 문서 하단의 바코드로도 진위확인(정부24 앱 또는 스캐너용 문서확인 프로그램)을 하실 수 있습니다.

※ 본 증명서는 열람용이며, 법적 효력이 없습니다.

시술은 지원결정통지서를 교부받은 날(유효기간 시작일)부터 가능하며, 시술을 받는 최초 진료일에 이 지원결정통지서를 제출하면 됩니다.

PART 02

07 배란유도약과 난임 주사
08 시술 방법
09 배아 이식
10 착상 전 유전자 검사
11 난자 동결
12 임신
13 난임의 원인: 남성
14 관계 법률

07 배란유도약과 난임 주사

Jenny. H의
난임 Diary 2

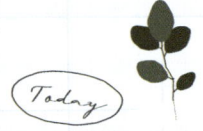

"한제니 님은 최근 검사에서 배란 장애와 골반염으로 인해 나팔관이 막혀 있다는 진단을 받았습니다."

처음 이 사실을 들었을 때는 무척 속상하고, 자존감까지 떨어지는 기분이었어요. 골반염이 생길 줄이야……. 그런데 주치의 선생님이 조심스럽게 시험관시술(In Vitro Fertilization, IVF)을 제안하시더군요. 저는 '차라리 빨리 진행해서 확실하게 해보자'라는 생각이 들어서 조금 생각해 보고, 바로 동의하고 절차를 알아보기로 했습니다.

그날 난임지원진단서를 발급 받고, 다음 날 바로 보건소에 방문해 '난임부부 시술비 지원결정통지서'를 수령했습니다.

2024년 11월 18일(생리 3일 차)

며칠 뒤 생리가 시작되어, 곧바로 병원에 전화를 걸어 예약을 잡았어요. 마침 토요일이었고, 월요일(생리 시작 3일 차) 아침 7시 40분에 방문하기로 했습니다. 출근 전에 들르면 되겠다고 생각하니, 한결 마음이 편했습니다.

예약 당일 아침, '너무 일찍 왔나?' 생각하며 병원에 도착했는데 벌써 많은 분들이 와 계셨어요. 주치의 선생님께 지금까지 진행된 검사 결과를 토대로 왜 시험관 시술이 필요한지에 대해 상세하게 설명을 들었습니다. 초음파 검사 후에 주치의 선생님이 바로 결과를 설명해주셨는데, 제 상태를 좀 더 세밀하게 살펴봐 주시는 느낌이라 안심이 되었습니다.

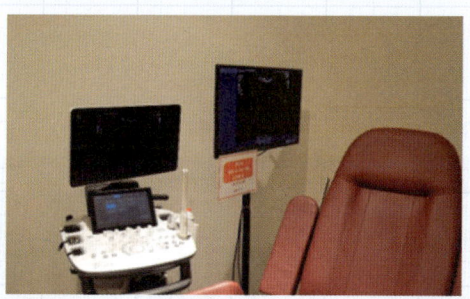

그림 7-1. 초음파실

첫 초음파 화면에는 아주 작은 동그라미 모양의 난포(follicle)가 오른쪽 난소에 3개, 왼쪽 난소에 2개 보였어요. 더 많이 보이면 좋았겠지만, 처음이어서 그렇다고 하셨어요. 주사를 맞으면, 숫자도 크기도 더 증가할 수 있다고 하셨어요.

우선은 호르몬 주사를 처방받아 오늘부터 직접 주사를 놓아야 한다고 하는데, 이번에 처방받은 주사는
- 폴리트롭(Follitrope) 225단위(폴리트롭 프리필드 시린지 주, 0.15 mL)
- 아이브이에프엠(IVF-HP) 150단위

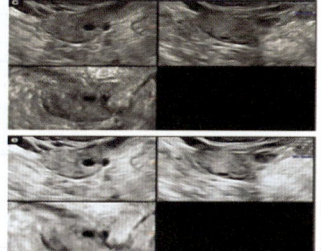

그림 7-2. 초음파로 보는 난포

두 가지였습니다. 며칠 후에 난자를 채취할 때 마취가 필요하니, 오늘은 추가로 혈액검사(FSH, LH, 에스트로겐, 프로게스테론), 빈혈 검사, 간 기능 검사, 심전도(EKG), 흉부 X-ray 촬영 등을 한꺼번에 진행했습니다. 그리고 마지막으로 상담실에서 주사 놓는 방법을 자세히 배웠고, 바로 제 손으로 주사를 놓았어요. 앞으로는 매일 주사를 놓아야 한다고 해서 마음의 준비를 단단히 해야겠습니다.

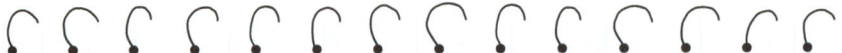

2024년 11월 21일 (생리 6일 차)

오늘은 오전 10시에 병원에 갔지만, 주사 시간만큼은 정확히 지켰습니다. 20분 정도 대기한 뒤 진료실에 들어갔고, 전 회차 검사 결과를 들은 후 다시 초음파 검사로 난포가 얼마나 자랐는지 확인했어요. 다행히 오른쪽 난소에 있던 난포가 6개로 늘어서, 난포가 12mm 2개, 11mm 2개, 그리고 9mm, 8mm로 자랐고, 왼쪽의 처음에 2개 보였던 것이 4개가 자랐습니다. 크기는 12mm 2개, 10mm 2개로 확인되었습니다.

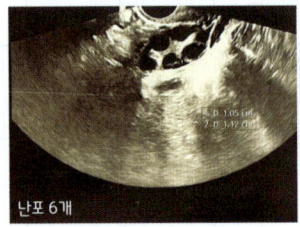
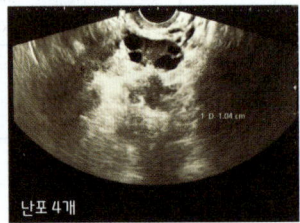

그림 7-3. 6일 차 난포

이날은 피검사를 통해 에스트로겐(E2)과 황체형성호르몬(LH) 수치만 확인했는데, 난포 성장을 돕는 에스트로겐과 조기 배란을 유발할 수 있는 LH 수치를 살펴봐야 시술 시점을 정확히 잡을 수 있기 때문이라고 하셨어요.

주사는 지난번과 똑같이

- 폴리트롭(Follitrope) 225단위
- 아이브이에프엠(IVF-HP) 150단위

그대로 처방되었는데, 달라진 점은 조기 배란 억제를 위한 억제제(antagonist) 주사가 추가되었다는 것입니다. 구체적인 제품명은 가니레버(Ganirever pre-filled syringe 0.5 mL)였고, 내일부터 매일 이 주사도 함께 맞아야 한다고 하셨어요. 이렇게 해서 주사가 총 3가지가 되었습니다. 왠지 복잡해 보이지만, 임신 준비를 위한 중요한 단계라고 생각하니 마음만은 가벼웠습니다.

2024년 11월 25일 (생리 10일 차)

오늘은 벌써 세 번째 진료 날이었습니다. 진료실 밖에서 약 30분 정도 대기했는데, 평일이라 그나마 빨랐던 모양입니다. 토요일에는 진료 대기가 훨씬 길다고 하시더라고요.

드디어 진료실에 들어가, 지난번 혈액검사 및 초음파 결과를 들은 후, 이번에도 초음파 검사를 진행했습니다. 지난주에 12~10mm였던 난포들이 훌쩍 자라서

- 오른쪽: 19mm 1개, 18mm 4개 그리고 17mm 1개
- 왼쪽: 18mm 3개, 17mm 1개

정도가 확인되었습니다. 의사 선생님께서 "오늘 밤에는 난포를 터뜨리는 주사(배란유도주사)를 맞을 수 있겠습니다."라고 하셨어요. 드디어 최종 단계에 들어선 거죠. 이로써 주사는 마지막입니다.

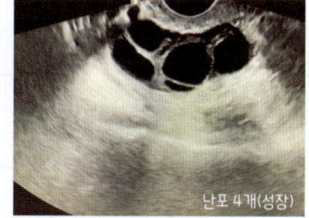

그림 7-4. 10일 차 난포

난자 채취(egg retrieval)는 이틀 뒤인 11월 27일 오전 8시로 예정되었고, 배란유도주사(난포를 터뜨리는 주사)는 오늘 밤 8시에 맞으라고 하셨어요. 이제는 배 부분을 살짝 잡고 주사를 스스로 놓는 게 익숙해졌을 정도이지만, 마지막 주사이니 긴장을 놓지 않아야겠습니다.

이렇게 해서 첫 시험관 시술을 위한 준비 단계가 거의 마무리되었습니다. 불안도 있지만, 그래도 확실한 목표가 있는 치료여서, "차라리 잘된 일이다"라는 긍정적인 마음으로 임하고 있습니다. 난자 채취와 이후에 이어질 과정들도 모두 잘 이겨내보려고 해요.

난임 치료에서의 배란유도: 약제와 주사

난임 치료의 핵심 중 하나는 배란유도 과정입니다. 배란유도는 여러 약제와 주사제를 사용하여 난소를 자극하고 건강한 난자를 확보하는 것을 목표로 합니다. 이번 장에서는 배란유도를 위한 약제와 주사제 그리고 그 과정에 대해 쉽게 이해할 수 있도록 정리했습니다.

1. 배란유도를 시작하지 못하는 경우

배란유도는 모든 환자에게 바로 시작할 수 있는 것이 아닙니다. 다음과 같은 경우에는 배란유도를 연기하거나 그에 대한 치료를 우선해야 합니다.

① 간질환(liver disease)(병원마다 다르지만, 우리 병원에서는)
　간기능 수치가 AST 60, ALT 60 이상일 경우
② 5 cm 이상 크기의 기능성 난소 낭종(functional ovarian cysts)이 있을 경우
③ 중증 자궁내막증(3-4단계의 심한 자궁내막증)인 경우
④ 터너증후군(turner syndrome) 같은 유전적 이상(genetic abnormality)

2. 경구용 배란유도제

1) 클로미펜(Clomiphene)
한국, 영풍제약 제품 - 2023년 퇴장방지의약품으로 지정되어 있습니다.

(1) 작용 원리

에스트로겐은 난자가 자라면서 분비되는 호르몬입니다. 따라서 클로미펜을 복용하면 뇌하수체 라는 호르몬 중추에서 에스트로겐 수용체를 억제 시킵니다. 이 호르몬 중추에서는 에스트로겐이 충족되어도 충족기능이 작동하지 않아서, 더 많은 난포자극호르몬(FSH)을 분비하게 합니다. 이를 통해 여러 난자가 성장할 수 있습니다 (반감기 5일).

(2) 부작용

에스트로겐 분비를 저해시키기 때문에 자궁내막 성장 저하를 가져오고, 자궁경

관 점액이 감소될 수 있어 사용 시 주의해야 합니다. 그 외 고려해야 할 부작용은 두통, 홍조, 복부팽만, 메스꺼움, 시력장애 문제 등입니다.

(3) 특이 사항

드물게 시력장애(시신경염, 허혈성 시신경병증, 중심망막정맥폐쇄, 망막박리, 유리체박리 등) 사례가 보고되었으나, 흔하지는 않습니다.

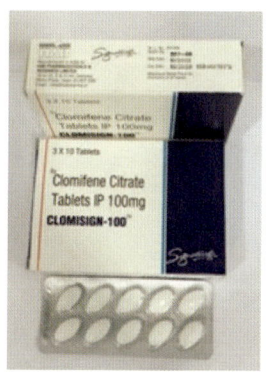

그림 7-5. 클로미펜

2) 레트로졸(Letrozole)

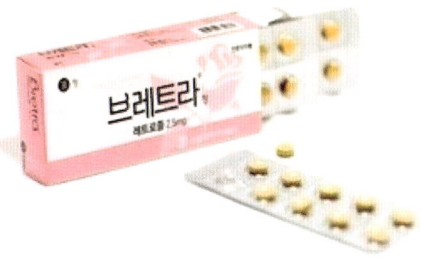

그림 7-6. 레트로졸

(1) 상품명

브레트라(신풍제약), 페마라(노바티스), 레나라정(광동제약), 파누엘정(휴온스)

(2) 특징

- 클로미펜의 단점을 보완하며 자궁내막 얇아짐과 점액 감소를 줄이는 효과가 있습니다. 다만 약효의 지속기간(반감기)은 클로미펜보다는 짧습니다(반감 기 45시간).
- 혈중 에스트로겐이 상승하면, 음성되먹임(negative feedback)이 작동되어 혈중 난포자극호르몬(FSH)은 감소됩니다.

(3) 부작용

- 관절통, 근육통, 고혈압, 발진, 홍조 등이 보고되고 있습니다.

(4) 주의 사항

- 배란유도제로도 처방되지만 유방암 치료제로도 사용되는 항에스트로겐 제제 입니다.

표 7-1. 클로미펜과 레트로졸의 작용 비교

Clomiphene	Letrozole
에스트로겐수용체 고갈 있음	에스트로겐수용체의 고갈 없음
자궁내막의 부정영향 있음	자궁내막의 부정영향 없음
Supra-physiologic E2	Physiologic serum E2
긴 반감기(5일)	짧은 반감기(45시간 이내)
여러 개의 난포성장	단일난포성장

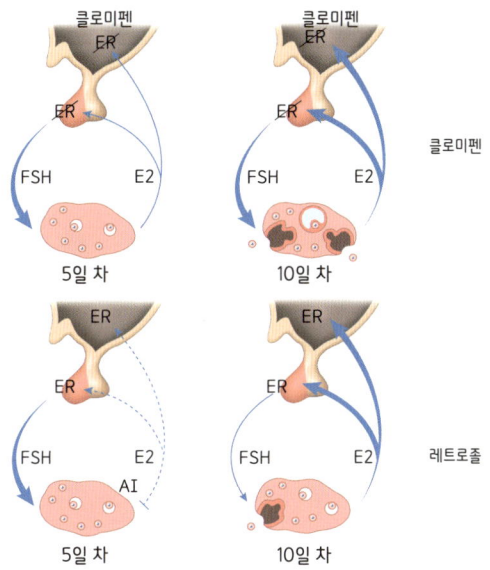

그림 7-7. 클로미펜과 레트로졸 작용기전의 비교

　클로미펜은 뇌하수체에서 에스트로겐수용체를 감소시켜 더 많은 난포자극호르몬을 생산합니다. 이미 혈중에는 에스트로겐이 많아도 뇌에서는 감지를 못합니다. 레트로졸은 혈중 에스트로겐이 상승하면, 음성되먹임이 작동해서 혈중 난포자극호르몬은 감소하게 됩니다.

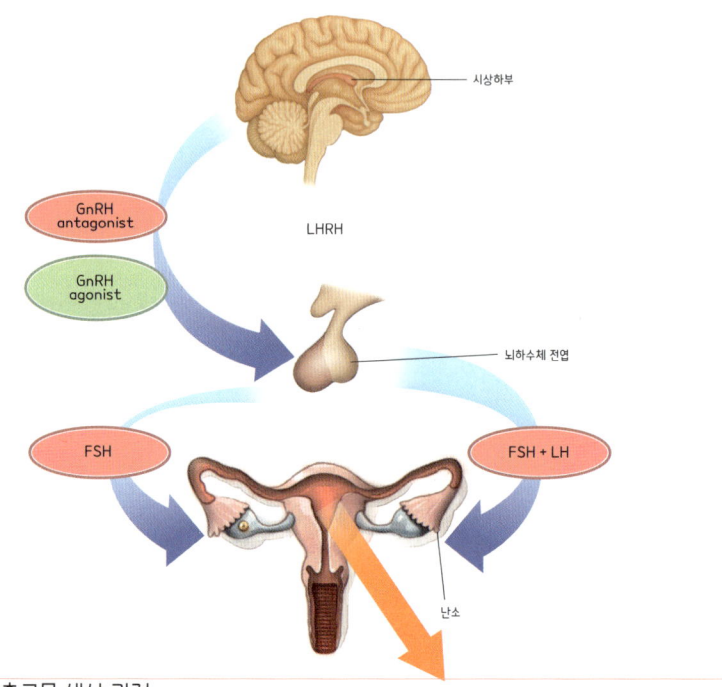

그림 7-8. 난포자극호르몬 생산 과정

3. 주사제

주사제는 난포 자극, 배란 유도, 황체 형성을 돕기 위해 사용됩니다.

1) 난포자극호르몬(FSH) 주사제
- 작용: 난포를 자극해 난자를 성숙시킵니다.
- 주사제 종류에는 고날에프(Merk), 폴리트롭(LG화학), 고나도핀(동아), 퓨레곤(한국오가논), 뱀폴라(유영제약), 레코벨((한국페링) 등이 있습니다.

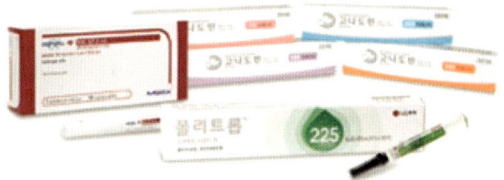

그림 7-9. 난포자극호르몬 주사제

- 투여 시기: 생리 시작 후 2~3일째부터 투여 시작
- 부작용: 복부팽만감, 두통, 피로감, 주사부위 발적 또는 가려움, 드물게 난소과 자극증후군(OHSS)이 발생하기도 해 많은 주의가 필요합니다.

2) 인체 폐경기 성선자극호르몬(hMG) 주사제

1950년대 처음으로 개발되어 초기에는 폐경기 여성의 소변에서 추출된 것인데, 요즈음은 유전자재조합 방식으로 생산이 되고 있습니다.

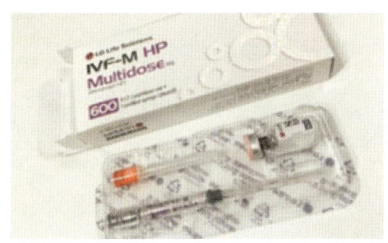 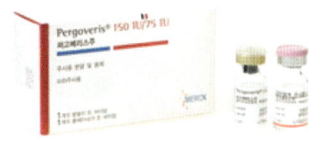

그림 7-10. 성선자극호르몬 주사제

(1) 특징

- 난포자극호르몬(FSH)과 황체형성호르몬(LH)이 혼합된 주사제

(2) 종류

- urinary제제: IVF-M, IVF-M HP(LG화학)
- 유전자 재조합 FSH + LH (r-hLH): 퍼고베리스(Merk)
- 황체형성호르몬만 있는 제품은 난포자극호르몬과 함께 쓰며, 난포를 자극해 난자를 성숙시킴: 루베리스주(Merk)

3) 성선자극호르몬 분비 억제제(Antagonist)

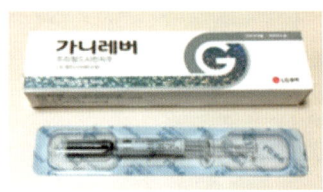 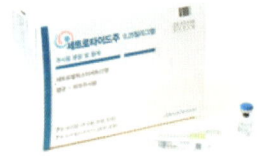

그림 7-11. 성선자극호르몬 분비 억제제

시험관 아기(체외수정) 시술에서는 성숙한 좋은 난자를 채취하는 것이 우선시되어야 합니다. 과배란을 유도하기 위해서는 난소에서 난포를 성장시키는 성선자극호르몬(LH)을 과량 투여해야 하는데, 이러한 성선자극호르몬 단독요법 시에는 조기배란이 빈번하게 일어나는 것이 가장 큰 문제였습니다. 이러한 성급한 황체자극호르몬의 급등을 억제하고 난자의 질을 높이기 위해서 억제제(antagonist)를 사용합니다.

(1) 투여 시기

- 난포 크기 12~14 mm, 에스트라디올 수치 500 pg/ml 이상일 때

(2) 종류

- 세트로타이드(Merk, cetrorelix), 유레릭스(베키오바이오젠)

- 가니레버프리필드 시린지(LG 화학, Ganirelix Acetate), 오가루트란(한국오가논)
- 외국에서 주사를 맞으셨다면, 이름이 다른 페링(Fyremadel) 제품이 있습니다.

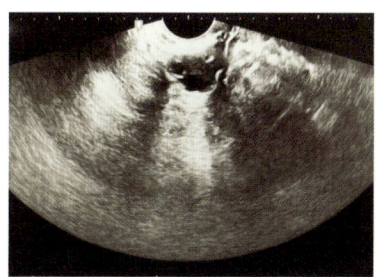 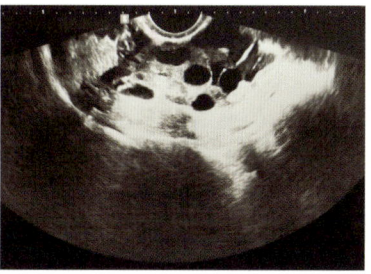

그림 7-12. 과배란유도 중 난포 성장 초음파

4) 성선자극호르몬 분비 작용제(Agonist)

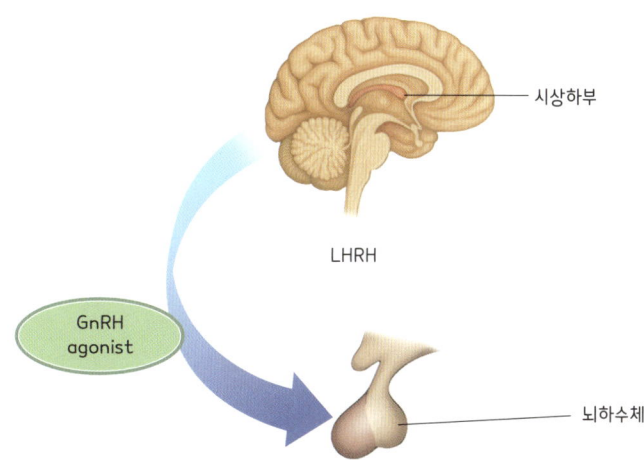

그림 7-13. 성선자극분비호르몬 작용제와 분비 억제제는 뇌의 시상하부에서 나와서, 뇌하수체에 작용하는 호르몬입니다.

(1) 장점

- 성선자극분비호르몬 작용제(GnRHa)로 인하여 배란유도 시, 부적절한 체내의 고유한 호르몬 생산이 억압되기 때문에 과배란의 조절이 쉬워집니다. 성선자극분비호르몬 작용제(GnRHa)는 하루에도 몇 번씩 파동을 치면서 들쑥날쑥하게 분비가 되는데 이같이 몸에서 분비되는 호르몬의 도움을 받지 않고, 조절이 가능한 외부 호르몬 주사제로만 과배란을 유도하는 것입니다.
- 성선자극호르몬분비작용제(GnRHa)로 치료한 사람은 그렇지 않은 사람보다도 성숙된 난자의 생산비율이 조금 더 높습니다.
- 성선자극호르몬분비작용제(GnRHa)를 사용했을 경우에는 주기 취소율이 감소합니다.

이후 생리가 시작하면, 다시 단기요법처럼 과배란 유도 주사를 사용합니다.

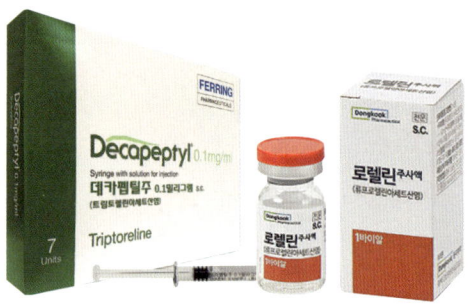

그림 7-14. 과배란 유도 주사 종류

이 성선자극 분비호르몬 작용제는 과배란 유도 시작 후부터는 용량을 반으로 줄여서 난자를 채취하는 날까지 사용하는데 단기요법보다는 약제 사용 기간이 길어서 난자 채취 전 과배란 유도 기간이 더 걸립니다. 그래서 시술명을 '장기요법'이라고 하지만 생리 전 일주일 정도는 이 작용제만을 주사하게 됩니다.

장기요법으로 국내에서 쓰이는 주사제의 상품명은 로렐린(Lorelin), 루프린(Luplin), Buserelin(슈퍼팩트), 그리고 데카펩틸(Decapeptyl) 피하주사입니다.

단, 장기간 사용할 경우 안면홍조, 발한, 두통, 심계항진, 불면증 같은 혈관운동 증상(vasomotor symtoms)이 생길 수 있습니다.

5) HCG 주사제(인체융모성선자극호르몬)

HCG 호르몬은 임신 시, 태반에서 분비되는 호르몬입니다.

인체융모성선자극호르몬은 임신 시 태반에서 분비되는 호르몬으로, 황체형성호르몬과 화학구조와 작용기전이 비슷해 배란 유도 목적으로 사용합니다.

(1) 작용:

우성난포에서 난자를 배출하도록 자극

(2) 투여 시기:

- 배란 전 혹은 시험관 시술 전

(3) 종류

- 오비드렐 리퀴드(Recombinant HCG (Merck))
- 아이브이에프씨(IVF-C)(LG화학)
- 프레그닐(Pregnyl)(한국오가논)

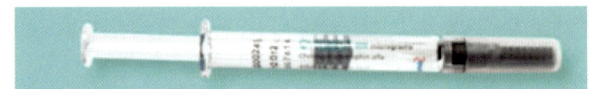

그림 7-15. 인체융모성선자극호르몬 주사제(피하주사)

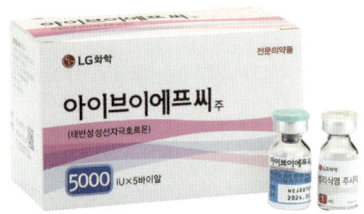

그림 7-16. 인체융모성선자극호르몬 주사제(근육주사)

4. 배란유도에서의 주의사항

배란유도 과정에서는 다음과 같은 점에 주의해야 합니다.

1) 난소과자극증후군(OHSS)

난소가 과도하게 자극받아서 부풀어 오르고 통증, 메스꺼움, 복수가 발생할 수 있습니다(106 페이지에서 자세히 다루겠습니다).

2) 주사 부작용

주사 부위 발적, 가려움, 두통, 피로감, 구토가 있을 수 있습니다.

3) 약물 관리

모든 약물은 의사의 지시에 따라 정확히 사용해야 하며, 부작용 발생 시 즉시 보고해야 합니다.

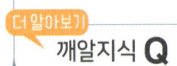

배란유도 주사의 다양한 형태

배란 유도 주사의 제품 형태로는 액상제제, 동결건조 분말제제, 펜타입, 프리필드시린지가 있습니다. 매일 맞아야 하는 불편함 때문에, 요즈음은 간편한 펜타입이나 프리필드시린지 형태로 바뀌고 있습니다.

✓ **액상제제**
용액형태의 바이알로 제조된 제품으로, 바이알의 보호캡을 제거하고 알코올 솜으로 고무마개 부분을 소독해야 합니다. 그리고 조제용 주사침을 새 주사기에 끼우고 바이알에 꽂게 됩니다. 바이알과 주사기를 거꾸로 쥐고, 투여량 눈금까지 주사제를 당겨서 뺍니다. 주사용 주사침으로 교체해서 피하주사 하게 됩니다.

✓ **동결건조 분말제제**
분말 형태의 바이알과 첨부용제가 들어있는 바이알로 구성돼, 주사 전에 혼합해 사용합니다. 조제용 주사칩을 새 주사기에 끼우고, 첨부용제 바이알에 꽂고 용제를 뽑아냅니다. 이후 동결건조물 바이알에 주입해 녹여줍니다. 주사용 주사침으로 교체한 뒤 공기방울을 빼내고 주사합니다.

✓ **펜 타입**
볼펜처럼 버튼을 눌러 주사하는 제품으로, 뚜껑을 벗기고 고무뚜껑 부분을 알코올 솜으로 소독합니다. 바늘의 종이 뚜껑을 벗기고 고무뚜껑 부분에 바늘을 돌려 끼워 줍니다. 뚜껑을 돌려 맞고자 하는 단위를 맞춘 뒤 주사합니다.

✓ **프리필드시린지**
주사기 내에 액체형태의 치료제가 충전돼 있는 제품입니다.

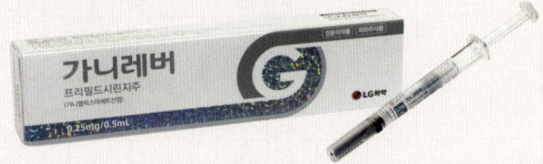

그림 7-17. 프리필드시린지

표 7-2. 배란유도 주사

형태	특징	예시
액상제제	용액형태의 바이알로 제조된 제품으로 주사기를 이용하여 투여해야 함	
동결건조 분말제제	분말형태의 바이알과 첨부용제가 들어 있는 바이알로 구성된 제품으로 주사 전에 분말제제와 첨부용제를 혼합하여 사용함	
조제방법	첨부 용제를 먼저 빼내어서 분말약에 주입하고 잘 흔들어서, 혼합액을 다시 주사기에 주입함	
펜타입	볼펜과 같이 버튼을 눌러 주사하는 제품	
프리필드시린지	주사기 내에 액체 형태의 치료제가 충전되어 있음	

출처: 식약처, 난임치료호르몬 주사제사용주의 안내문

08 시술 방법

주사제에 대해 공부했으니, 이제는 시술 방법에 대해 알아볼까요? 인공수정시술과 체외수정(시험관) 시술법이 있습니다.

I. 인공수정시술: 자궁내 정자 주입술

1) 배란유도 과정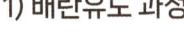

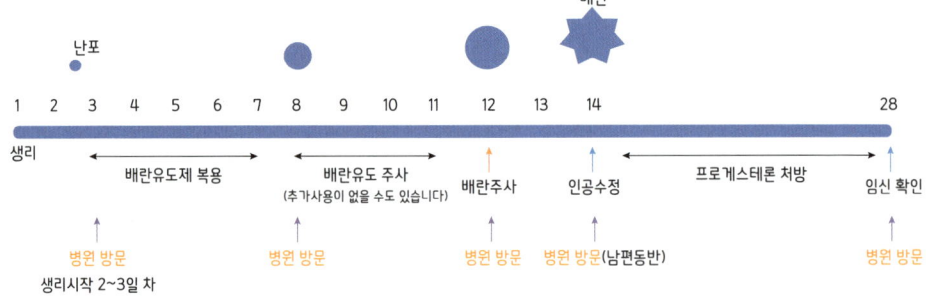

그림 8-1. 인공수정 시술 과정

위는 환자분 진료를 하면서, 적어 넣는 진료 기록이며, 진료 계획표입니다.

① 3일 차에 방문해서, 기초호르몬 검사를 받고 복용약으로만 배란유도를 받았습니다.

② 8일 차에 방문하니 난포가 2개 잘 자랐습니다. 하지만 크기가 11 mm, 10 mm 정도밖에 안 되어서 추가로 배란유도주사제를 8일 차(오늘)와 10일 차 이렇게 2번 주사할 수 있도록 처방받았습니다. 10일 차는 병원 방문이 없었습니다.

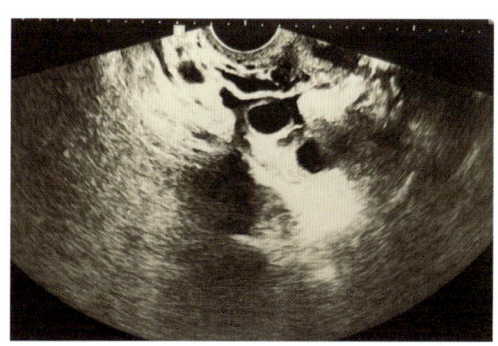

그림 8-2. 8일 차 난포의 모습

③ 12일 차에 방문, 초음파 진단에서 19 mm 이상 크기의 난포 2개가 자라서 배란주사(터뜨리는 주사)를 맞고, 2일 후 방문하도록 안내받았습니다.

④ 2일 후, 14일 차에 방문하여 초음파 진단은 22, 21 mm로 배란이 되었다고 판단되어서 남편의 정자를 준비하고, 인공수정술을 마취가 없는 상태로 간단히 받았습니다.

⑤ 시술 후, 황체기 보조요법으로 프로게스테론 질정을 처방(1일 2회 질정으로)받았고 14일 후, 소변검사로 임신이 확인됐습니다. 그날, 병원에 방문하여 혈액검사로 beta HCG가 253 mg/dL이라는 정상임신 수치 확인을 받았습니다.

2) 인공수정 시술

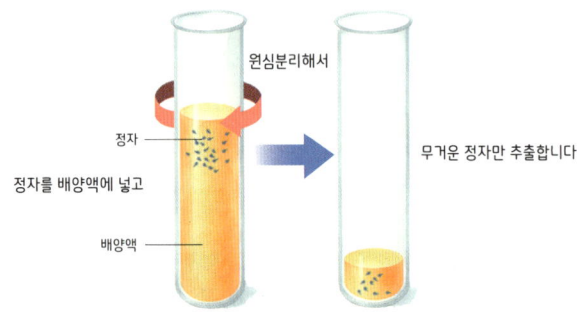

그림 8-3. 인공수정(자궁내정자주입)에서 정자처리 과정
배양액을 넣고 원심분리전에 약 30분 정도 액화 과정이 필요합니다. 남편이 병원에 일찍 오셔야 하는 이유입니다.

이렇게 인공수정 시술은 받는 날을 포함하여 4번의 방문으로 완료되었습니다.

시술 당일 인공수정시술 2시간 전까지 남편이 병원에 방문하여, 정액채취를 하게 됩니다. 남편의 정액은 약 30분의 액화시간을 가진 후 정자와 배양액을 넣어서 원심분리 하여, 운동성이 좋은 정자만을 모으는 과정을 거쳐서 시술준비를 완료하였습니다.

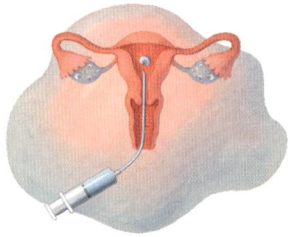

그림 8-4. 자궁내 정자주입술(인공수정) 시술 모습
농축처리된 정자가 들어갑니다.

여성분에게는 별도의 마취를 하지 않으므로 금식할 필요는 없으며 시술 자체는 대개 5분 내에 끝납니다. 시술 후 약 15분 정도 안정을 취한 후 귀가하게 됩니다.

2. 체외수정(시험관) 시술

과배란 주사를 통해 여러 개의 난자를 성장시킨 후, 체외에서 채취한 난자를 수정하여 그 배아를 같은 주기 내에 자궁경부를 통해 자궁 안으로 이식하는 것을 신선배아 이식이라고 합니다.

이번 주기에서 당장 신선배아 이식을 하지 않더라도, 난임부부 시술비 지원결정 통지서 내용 중 시술 종류에 '신선배아'로 체크해야 난자채취에 대한 지원금을 받을 수 있습니다. 신선배아로 지원받았다고 해서 이번 주기에 꼭 신선 배아이식을 받을 필요는 없습니다.

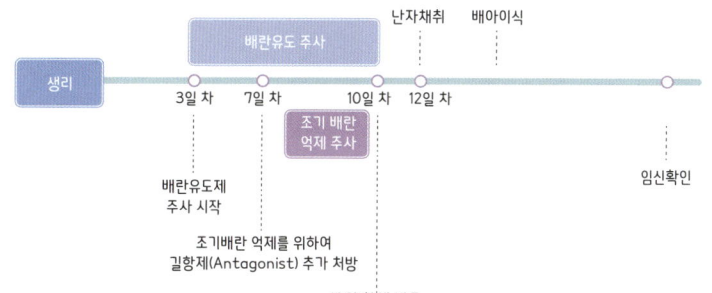

그림 8-5. 체외수정 시술 과정

그 다음 달에 동결배아이식에 체크하면, 배아이식 주기에서 추가 금액을 지원받을 수 있습니다.

1) 준비과정

① 생리 3일 차에 방문하였습니다. 기초호르몬 4가지(에스트로겐, 황체형성호르몬, 난포자극호르몬, 프로게스테론) 검사를 받고, 주사제로는 난포자극호르몬(r-FSH) 주사제 225 단위를 처방받았습니다.

② 4일 후, 생리 7일 차에 방문하여 커진 난포의 크기를 쟀습니다. 오른쪽에서 12.5mm, 10mm, 10mm, 10mm 크기의 4개가 자랐고, 왼쪽에는 10mm 크기의 2개가 자라 있었습니다. 아직은 크기가 크지 않아서 추가로 HMG-HP 주사를 150 단위 추가하였습니다. 또한, 조기배란 억제를 위하여 길항제(antagonist)를 이날부터 추가 받았습니다.

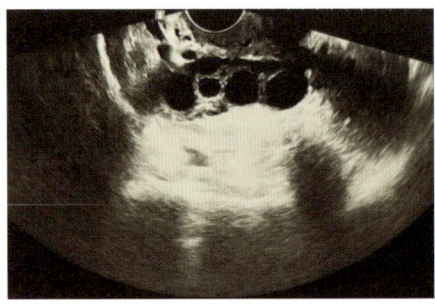 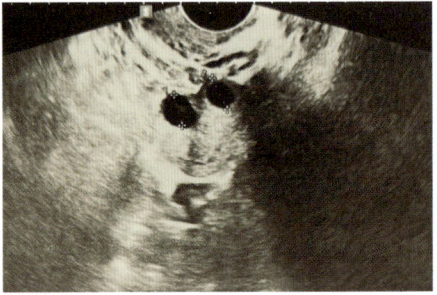

그림 8-6. 7일 차 난포 모습

③ 3일 후, 10일 차에 방문하여 다시 난포의 크기를 재었더니 오른쪽 난소에서 19mm, 18mm, 18mm, 18mm, 왼쪽 난소에서는 18 mm, 17 mm 크기의 난포가 자랐습니다. 혈중 에스트로겐 호르몬 수치는 1570.3pg/mL으로 나와 배란주사제를 할 수 있는 때가 되었음을 감지했습니다. 성숙 난자가 나올 수 있는 수치입니다. 같은 날 밤에 난포를 터뜨리는 주사(HCG 호르몬(인체융모성선자극호르몬))를 처방받았습니다.

④ 이틀 후인 12일 차 아침에 드디어 난자 채취술에 들어갔습니다. 수술은 수면 마취 하에 진행되므로 아픔을 느끼지는 않고, 약 15~20분(마취에서 완전히 깨어날 때까지는 20~30분 소요) 내에 끝날 수 있습니다. 시술 후 1시간이 지나면, 배 속 불편감이 느껴질 수도 있습니다. 그날 저녁에는 조금 뻐근하다고 느낄 정도입니다. 어떤 환자는 오후에 바로 근무를 했다고도 하셨습니다. 물론 채취 난자의 숫자와 난소의 위치 등 상태에 따라 차이가 있습니다.

2) 난자채취

난자는 모두 6개가 나왔는데, 성숙 난자들이었습니다. 등급이 높은 Metaphase II (최상급) 5개, Metaphase I (상급) 1개가 나왔습니다.

더 알아보기
깨알지식 Q

시험관아기 시술이라고 하는데, 진짜 시험관 안에서 아기를 키우나요?

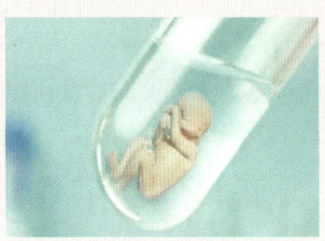

정자와 난자를 몸밖으로 채취하여 나팔관이 아닌 체외, 즉 시험관(정확히 말하면, 넙적한 페트리디쉬(petri dish), 유럽에서는 샬레(schale)라고도 합니다)에서 수정을 시킨 후, 인큐베이터에서 수정이 확인되면 2세포 되고 점점 자라서, 8세포기(3일배양 배아), 포배기(5일배양 배아, 5배기)까지 배양하여 다시 자궁에 이식, 착상시켜주는 치료 방법입니다.

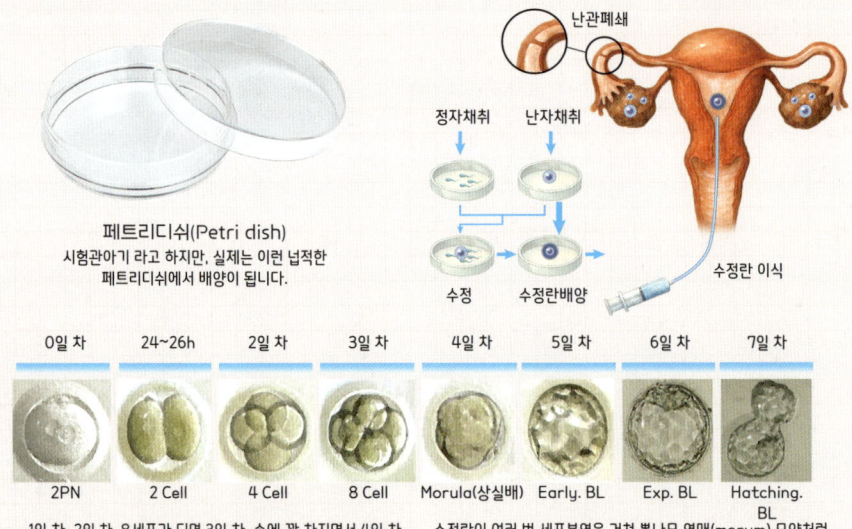

페트리디쉬(Petri dish)
시험관아기 라고 하지만, 실제는 이런 넙적한 페트리디쉬에서 배양이 됩니다.

0일 차	24~26h	2일 차	3일 차	4일 차	5일 차	6일 차	7일 차
2PN	2 Cell	4 Cell	8 Cell	Morula(상실배)	Early. BL	Exp. BL	Hatching. BL

1일 차, 2일 차, 8세포가 되면 3일 차, 속에 꽉 차지면서 4일 차, 배반기(포배기)가 되면서 5일 차가 됩니다.

수정란이 여러 번 세포분열을 거쳐 뽕나무 열매(morum) 모양처럼 둥글게 뭉쳐진 초기 배아 단계입니다.

그림 8-7. 시험관 수정을 통한 난포 발달 과정

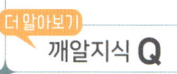

실시간 배아관찰시스템(Time-Lapse embryo monitoring system)

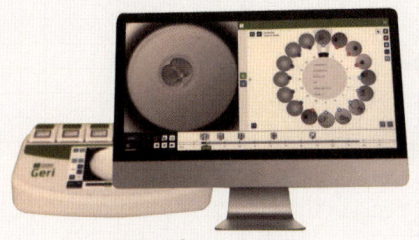

Geri®(Timelapse)
밖에서 모니터링 가능한 배양기(인큐베이터)

체외배양 시 인큐베이터 안에 있는 배아를 관찰하기 위하여, 매일 몇 번씩 배아가 담긴 페트리디쉬를 밖으로 꺼내서 확인해야 되는데, 밖으로 노출 시 환경적 스트레스를 줄까 염려되어 성장단계와 상태를 실시간으로 바로 분석하여, 배아가 자라는 인큐베이터(배양기) 안에 작은 카메라로 배아의 발달 상태와 세포분열 속도를 확인하는 시스템입니다.

- Timelapse (실시간 배아관찰시스템)에 들어갈 수 있는 기준
  ① 이전 시술 후 반복 임신 실패나 2회 이상의 화학적 임신의 경우
  ② 단일 배아 이식 예정
  ③ 그 밖의 의학적 소견이 있는 경우

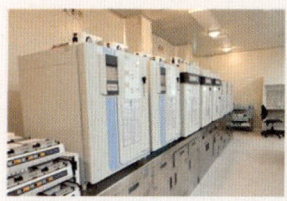
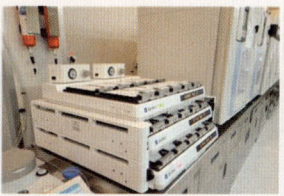
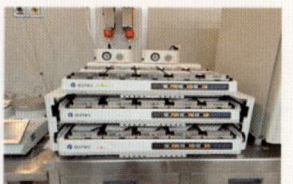

첫 번째 사진의 냉장고처럼 보이는 것이 기존에 있는 humidity-incubator입니다.
두 번째 사진과 세 번째 사진은 한 분의 배아를 한 칸에서 배양할 수 있는 dry-incubator입니다.

그림 8-8. 드라이 인큐베이터

Dry-incubator(드라이 인큐베이터): 한 배아에 하나의 방을 가지고 있는 인큐베이터입니다. 기존에는 배양기 문을 여는 순간 다른 배아까지도 외부 공기와 온도 유입에 따른 변화에 노출되는 반면, 한 배아만 확인할 수 있는 첨단 시스템입니다.

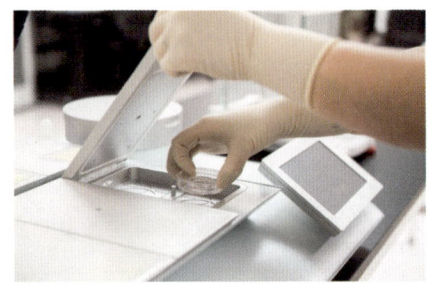

그림 8-9. 한 분의 배아를 한 칸에서 배양하는 인큐베이터

정자는 무정자증이나 희소정자증이 아니면 한 번 사정 시에 수억 마리가 배출되므로 얼마든지 골라 쓸 수가 있지만, 난자는 과배란유도 과정이 아닌 정상 주기로는 단 한 개만 배란이 됩니다.

따라서 배란유도제를 투여하여 과배란을 시켜 많은 수의 난자를 얻어야 그만큼 수정을 많이 시켜 다수의 좋은 배아를 얻을 수 있으면, 그만큼 성공 확률이 높아집니다. 그리고 이식하고 남은 배아는 동결시켜 놓았다가 다음 기회나 둘째 아기를 계획할 때 쓸 수도 있게 됩니다.

신선배아이식 시술 지원을 위해 난임부부 시술비 지원결정통지서를 받으신 경우, 해당 지원은 난자채취 과정에 대해 적용됩니다. 이후 동결배아이식을 진행할 예정이라면, 추가 지원을 받기 위해 동결배아이식 지원 항목이 포함된 별도의 신청서를 다시 제출해야 합니다.

과배란을 유도하기 위해서는 난소에서 난포를 성장시키는 성선(난포)자극호르몬을 투여해야 하는데, 이때는 난포가 여러 개 자라서 난자를 많이 얻는 대신 호르몬의 과다로 인한 배란도 일찍 일어나는 문제가 발생할 수 있습니다. 이러한 성선자극호르몬 단독요법 시 발생하는 문제를 해결한 것이 성선자극호르몬억제제(길항제) 였던 것입니다.

(1) 배란유도 프로토콜(단기요법, 장기요법)

장기 요법에는 성선 자극 호르몬 분비 호르몬 작용(GnRH agonist) 주사제를 사용하여(하지만, 단일주사로 1주일 정도만 더 주사하면 됩니다) 단기요법보다는 주기가 길게 되어 장기요법이라고 합니다.

단기요법에는 성선 자극 호르몬 분비 호르몬 억제제(GnRH antagonist)라는 조기 배란 억제제가 주기 중간에 사용됩니다. 약제 사용 기간에 따라 장기, 단기 요법으로 이름이 붙여진 것입니다.

① Antagonist treatment cycle(단기요법)

단기요법은 과배란 유도제를 놓기 시작한 뒤, 어느 정도 난포가 성장하면 성선 자극 호르몬 분비 호르몬 억제제를 투여합니다.

투약 즉시 배란을 촉진시키는 호르몬 분비를 억제하기 때문에 약을 사용하자마자 조기 배란을 억제하는 효과가 있습니다.

보통 일정일 간격으로 혈액 검사를 통해 호르몬 수치를 체크하고, 초음파 검사로 난포와 내막 상태를 확인합니다.

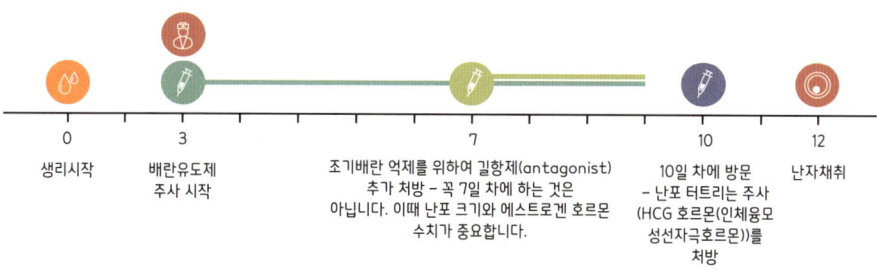

그림 8-10. 단기요법 프로토콜

이때 난포의 크기가 12~14 mm부터, 에스트라디올수치 500 pg/ml 이상부터, 성선자극호르몬 분비호르몬 억제제(GnRH antagonist)를 처방받으실 수 있습니다. 이후 채취 시기를 결정해 난자를 채취합니다. 억제제 종류로는 세트로타이드 주(Merk, cetrorelix)와 가니레버프리필드 시린지 주(LG 화학, Ganirelix Acetate)가 있습니다.

단기 요법은 말 그대로 억제제를 단기간만 사용하기 때문에 난소 기능 저하가 있는 환자에서도 부담 없이 시행할 수 있고, 다낭성난소증후군 예방에도 도움이 됩니다.

또 주사제를 사용하는 기간이 짧은 만큼 비용도 저렴합니다. 하지만 상대적으로 난포가 균일하게 자라지 않을 가능성이 있고, 이로 인해 채취되는 성숙난자의 개수도 적을 수 있습니다.

① 생리 3일 차에 방문해서 초음파 검사와 난포자극호르몬, 황체형성호르몬, 에스트로겐, 난자 채취 시 수면마취에 필요한 이상여부 확인을 위한 검사를 받았습니다. 이날부터 주사제를 처방받았습니다. 난포자극호르몬 혹은 난포자극호르몬(FSH)과 황체형성호르몬(LH)이 혼합된 주사제(r-hLH)로 지속되었습니다.

② 7일 차에 방문했는데, 아직 난포크기는 오른쪽에서 12 mm 크기의 난포가 5개, 왼쪽에서는 13, 12, 11 mm 크기의 난포가 3개가 자라서 사흘 후, 10일 차에 방문하기로 하고 약 용량은 그대로 유지하였습니다.

③ 10일 차 방문, 드디어 난포크기가 모두 18~19 mm에 도달하였습니다. 그날 난포를 터뜨려주는 주사(HCG 호르몬(인체융모성선자극호르몬))를 처방할 수 있었습니다. 이틀 후인 12일 차, 드디어 난포를 채취하는 날이 되었습니다. 난자는 그 metaphase II(성숙난자)가 8개 나왔습니다.

② Long Down Regulation (Agonist) treatment cycle (장기요법)

장기요법은 시험관 아기 시술 전 주기의 생리 예정일로부터 7~10일 전, 배란일로부터 7일이 지난 뒤 성선자극 호르몬 분비 호르몬 작용제(GnRH agonist)를 지속해서 투여하여 주기 내 조기 배란을 방지합니다.

쓰이는 주사제의 상품명으로는 Lorelin(로렐린), Luplin(루프린), Buserelin(슈퍼팍트), Decapeptyl(데카펩틸) 피하 주사입니다.

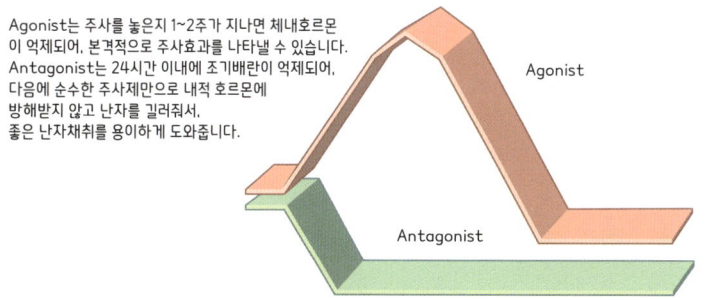

그림 8-11. 작용제와 억제제의 억제 기전의 차이

주사가 작용을 촉진하는 작용제이기 때문에 처음에는 호르몬 상승효과(flare-up effect)가 생기지만 주사를 놓은 지 1~2주 정도 지나면 뇌하수체에서 난포 자극 호르몬(FSH)과 황체 형성 호르몬(LH)분비가 억제됩니다. 몸 안에서 나오는 일정치 못한 호르몬 간섭이 없어지게 됩니다.

이 호르몬들이 억제되면, 이때부터 온전히 주사제의 효과만으로 난포가 균일한 크기로 자라게 합니다. 이때 생리가 시작되면 생리 3일째부터 약 10~14일 정도 과배란 유도제를 같이 투여합니다.

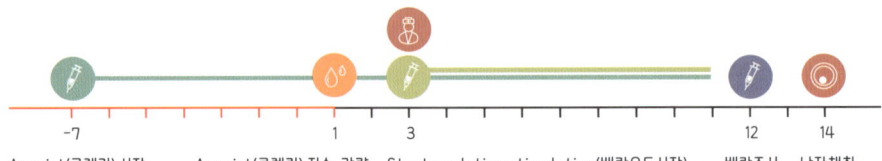

그림 8-12. 장기요법 프로토콜

과배란 유도제 투여 시작 후에는 작용제(agonist)의 용량을 반으로 줄일 수 있습니다. 이후 난포가 일정 크기로 자랐을 때 채취 시기를 결정합니다.

① 생리 시작 7일 전에 지난 방문 때 처방받아 두었던, 호르몬작용제(Agonist)를 0.2 단위씩 주사를 맞았습니다.

② 정확하게 계산되었던 날에 생리가 시작되어서, 그날부터 약의 용량을 0.1 단위로 감량을 하였습니다. 이틀 뒤에 병원을 방문하기로 예약되었습니다.

③ 생리 3일 차에 방문해서 호르몬작용제로 몸의 호르몬이 잘 억제되었는지 난포자극호르몬, 황체형성호르몬, 에스트로겐 정도만 검사를 받았습니다.

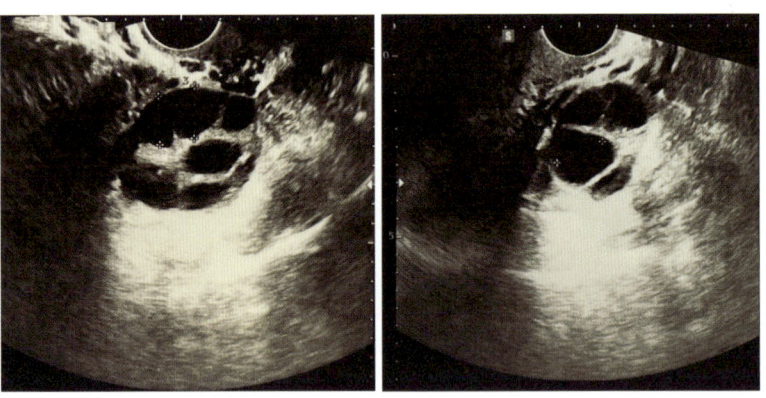

그림 8-13. 9일 차 난포

이날부터 배란유도주사제를 처방받았습니다. 주사는 단기요법보다는 오히려 더 단순해지는 느낌이었습니다. 난포자극호르몬 혹은 황체형성호르몬 추가만으로 지속되었습니다. 물론 호르몬 작용제(Agonist)는 이 기간에도 0.1 단위로 계속 맞았지만, 이제는 숙달이 되어 있었습니다.

④ 9일 차에 방문했는데 아직 난포크기는 오른쪽에서 14mm 크기의 난포가 6개, 왼쪽에서는 13, 12, 12mm 크기의 난포가 3개가 자라서 3일 후 12일 차에 방문하기로 하고, 약 용량은 그대로 유지하였습니다.

⑤ 12일 차 방문, 드디어 난포크기가 모두 18mm에 도달하였습니다. 그날 난포를 터뜨려주는 주사(HCG 호르몬(인체융모성선자극호르몬)를 처방할 수 있었습니다.

⑥ 이틀 후인 14일 차, 드디어 난포를 채취하는 날이 되었습니다. 신기하게도 난자는 모두 성숙난자로 10개가 나왔습니다.

이상은 실제 장기요법으로 주기를 진행하셨던 환자분의 과정을 적어 보았습니다.

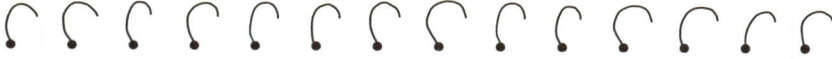

Jenny. H의
난임 Diary 3

난자 채취일: 11월 27일(수요일)

아침 8시에 난자 채취를 하기 위해 1시간 전인 7시에 남편과 같이 방문했습니다. 남편은 정자채취를 위해서 별도의 장소로 내려갔습니다.

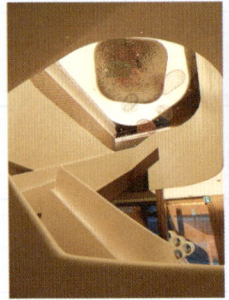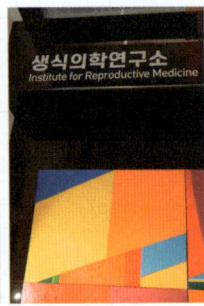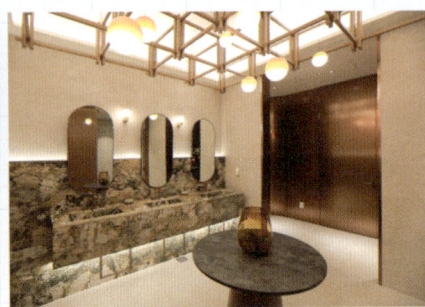

그림 8-14. 난자 채취를 위해 병원 방문

좌측은 남편이 내려간 정자채취실 앞, 저는 그 시간에 먼저 화장실로 갑니다. 우측이 화장실 내부입니다. 먼저 소변을 보고 배정받은 침대에서 미리 수액을 맞으며, 준비를 하고 있었는데 어찌나 떨리는지 주치의 선생님의 "화이팅"이라는 한마디가 위안이 되었습니다. 잠시 후, 시술실에 들어가고 마취를 받은 후로는 기억이 잘 나지 않습니다.

깨어나 보니, 난자가 10개 다 나왔다고 간호사 분께 들었습니다. 지금이 8시 20분이니 마취에서 완전히 깨기까지 20분 정도 지난 것 같았습니다.

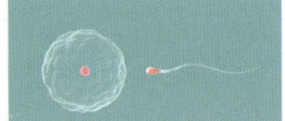

다시 주치의 선생님을 만나고 난자 상태와 앞으로의 계획을 들었습니다. 예상했던 것처럼 수정된 후 경과와 좋은 5일배양 배아까지 가는 데는 아직 변수도 남았으므로, 이번 차수에는 신선배아 이식을 하지 않고 배아를 잘 만들어서 5일배양 배아(포배기, 혹은 배반포)를

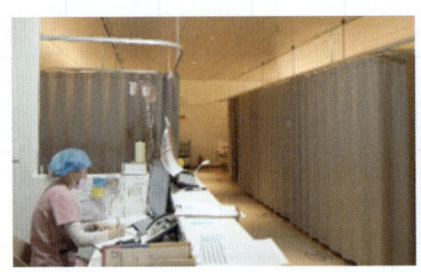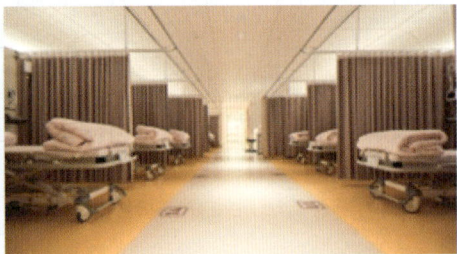

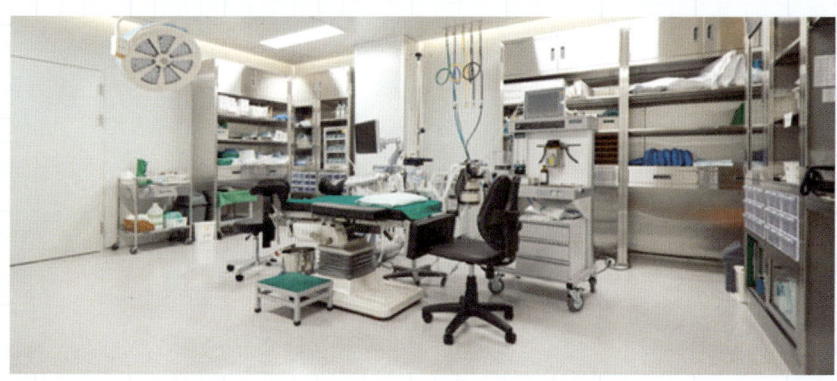

그림 8-15. 난자 채취 시술실

다음 생리를 하고, 동결배아 이식으로 하기로 했습니다. 사실 주사가 너무 힘들었기 때문에 당분간은 황체기(착상) 지원주사(프로게스테론주사)를 맞지 않아도 된다고 하셔서, 내심 좋았습니다.
남편의 정자에 대한 설명도 들었는데 지난번 정자 검사와는 다르게 백혈구가 검출되지 않아서 좋다고 말씀해 주셨어요. 지난번 검사에서 백혈구가 1.3×10^6/mL 정도, 약 mL당 130만 개가 나와서 항생제를 복용했는데 효과가 있었던 모양입니다.

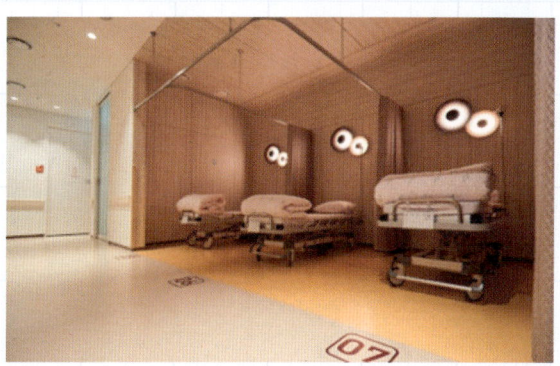

그림 8-16. 시술 후 회복실

3) 난자채취술

난자채취

초음파로 난포성숙이 확인되면 난자를 체외로 꺼내는 채취술을 합니다. 초음파로 관찰하면서 안전하게 난포액을 흡인하여 난포 안에 있는 난자를 채취하는 시술입니다.

- ✓ 시술 8시간 전부터 물을 포함하여 금식합니다.
- ✓ 시술시간: 약 15분~20분
- ✓ 시술 후 1~2시간 정도 안정을 취한 후 귀가하시면 됩니다.
- ✓ 난자를 채취한 날부터 자궁 내막의 안정성을 위해 황체호르몬(근육주사, 피하주사, 질정 등이 있습니다)을 투여합니다.

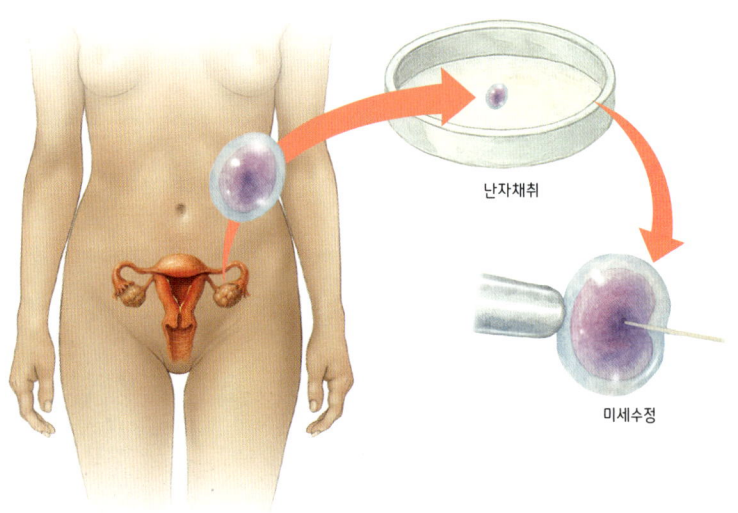

그림 8-17. 난자채취술의 개념도

난자채취는 보통 난포를 터트려 주는 주사 후 36~40시간 정도 후에 시행합니다. 배란주사를 맞은 후, 이틀째(2일 후)가 난자채취 날짜가 되는 것입니다. 하지만, 한 시간 남짓의 오차는 괜찮습니다.

난자채취는 보통 진정 마취 하에 시행하므로 전날 밤부터 금식을 하고, 병원에 방문하셔야 합니다.

시술 시간은 15~20분 정도지만, 마취에서 완전히 깨어난 후 주치의가 환자의 전신상태를 점검합니다. 이때 난자수와 난자 상태에 대한 설명을 듣습니다.

병원에 따라서는 안전을 위해서 하루 입원을 시키는 경우도 있습니다. 제가 근무하던 캐나다에서는 대중교통이 우리나라처럼 발달되어 있지 않아서 진정마취를 받은 후, 24시간 동안 운전하는 것이 금지되어 있으므로 입원을 권유드리거나 본인이 원하시기도 합니다.

(1) 과배란유도의 합병증(난소과자극 증후군, OHSS)

Ovarian hyperStimulation syndrome은 과배란유도를 위한 성선자극호르몬 치료 시에 발생할 수 있는 합병증으로, 매우 심각한 경우도 0.1~0.2%에서 보고되어 있습니다.

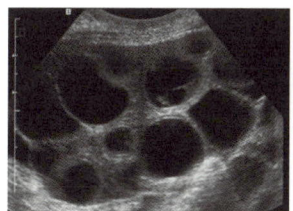 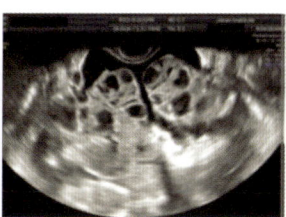 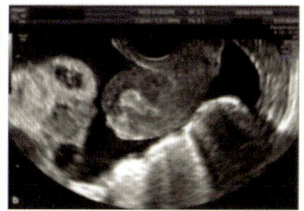

그림 8-18. 과배란유도 중 과도하게 자란 난포

중요한 것은 입원을 요하는 경우인데 심한 복부통증, 복부팽대, 과도한 난소비대, 호흡곤란, 심한 복수, 소변량 감소, 폐부종, 신장애, 전해질 이상, 혈전증, 다발성 장기부전이 있습니다.

다낭성난소증후군(PCOS)이 있거나, 과거에 OHSS 기왕력이 있는 경우는 고위험군으로 조심하셔야 합니다.

과배란유도 중 난포가 너무 많이 자라거나 혈중 에스트라디올(estradiol) 수치가 너무 높은 경우는 주기를 취소해서 미리 예방을 하기도 합니다.

고위험군은 다음과 같습니다.

① 다낭성난소증후군 확진 및 의심환자

② 임상적으로 난소과자극 증후군이 발생할 것으로 의심되는 환자

③ 배란유도 시 혈중 에스트로겐(estradiol) 농도가 3000 pg/mL이상인 환자

④ 배란유도 시 20개 이상의 난포가 자란 환자

난자채취 당일 난자가 많이 나오거나 난소가 커서 향후 난소과자극 증후군(OHSS) 발생이 예상되면 배아는 모두 동결하고 신선배아 이식을 그 달에는 취소하기도 합니다.

하지만, 이 방법은 임신 되지 않게 하여 늦은 난소과자극증후군(late OHSS)을 예방하기 위한 방편이고, 초기 난소과자극증후군(early OHSS)를 막지는 못합니다.

(2) 예방적 약물 사용

① Metformin(메트포민): 다낭성난소증후군 환자 등

고위험군에서 메트포민(metformin, 인슐린 저항성 개선제) 사용이 OHSS 위험 감소에 도움이 될 수 있습니다. 다만, 효과에 대한 연구가 더 필요합니다.

② Dopamine agonist(카버골린, 카버락틴 등):

혈관 투과성을 억제해 복수 발생을 줄일 수 있습니다.

(3) 기타 생활 관리 및 주의점

① 수분 및 전해질 보충: 배란유도 중에는 전해질이 포함된 이온음료(예: 포카리스웨트, 게토레이, 링티 등)를 충분히 섭취합니다.

② 압박스타킹 착용: 혈전 예방을 위해 압박스타킹을 착용할 수 있습니다.

③ 고단백 식이: 단백질 섭취를 늘리는 것도 도움이 됩니다.

난자채취 시에는 보이는 모든 난포를 채취하므로 기존의 난포는 소멸되나, 채취 당시 보이지 않았던 아주 작은 난포가 체내에 남아 있으며, 이후 분비되는 호르몬의 영향으로 뒤늦게 자극되어 성장할 수 있습니다.

4) 수정법

표 8-1. 체외수정

자연수정	정자의 상태가 좋은 경우, 한 배양접시에 담긴 난자와 정자가 난관 속과 같은 환경에 맞춘 배양기에서 16~18시간 동안 수정이 이루어집니다.
미세정자 주입술	정자의 상태가 좋지 않거나, 자연수정시 수정이 안 되었거나, 자연수정 후 수정률이 30 ~ 40% 정도로 낮다면 미세정자 주입술은 자연수정이 잘 안되는 환경에서 좋은 정자를 골라 난자에 직접 주입하는 시술입니다.

(1) Conventional insemination (자연수정)

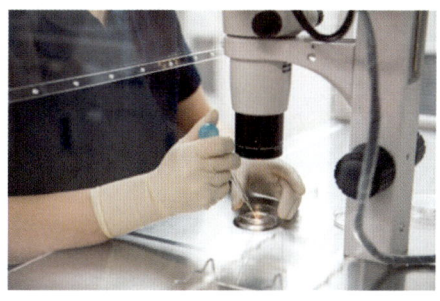

그림 8-19. 정자를 난자 주변으로 가게 해서 수정을 유도합니다.

가운데 그림처럼, 정자 스스로 난자에 달라붙어서 자연수정이 이루어집니다.

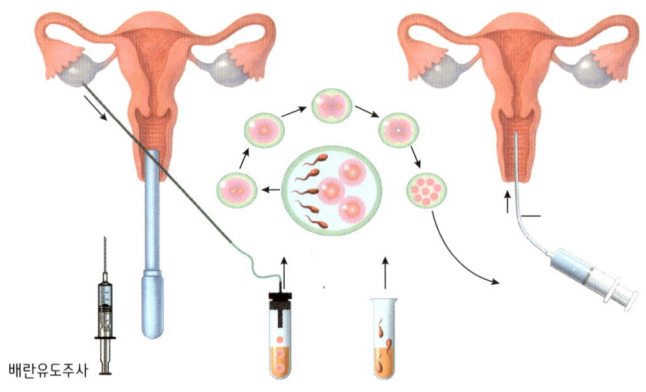

그림 8-20. 시험관 아기 시술 전체 개요
난자를 채취하고 수정 후 세포가 자라게 배양해서, 배양된 배아(아기씨)를 자궁내 이식합니다.

(2) 미세수정

미세정자주입술(Intracytoplasmic sperm insemination (ICSI) 미세수정법)의 적응증은 다음과 같습니다.

① 체외수정술 당일 정자의 상태에서 희소정자, 운동성 결여 정자, 심한 기형정자의 경우와 백혈구 수치가 높은 농정자증(leukocytospermia)이거나 난자질이 좋지 않은 경우
② 역 사정 등의 사정장애, 수술적으로 고칠 수 없는 폐쇄성 무정자증, 비폐쇄성 무정자증 남편
③ 해동 정자 및 난자 사용
④ 자연수정 실패 후

⑤ 이전 체외수정주기에서 2회 이상 반복 임신 실패
⑥ 자궁내막증과 난소기능장애
⑦ 착상전 유전자 검사가 예정되어 있는 경우에서 난자내 정자 직접 주입법을 시행할 수 있습니다.

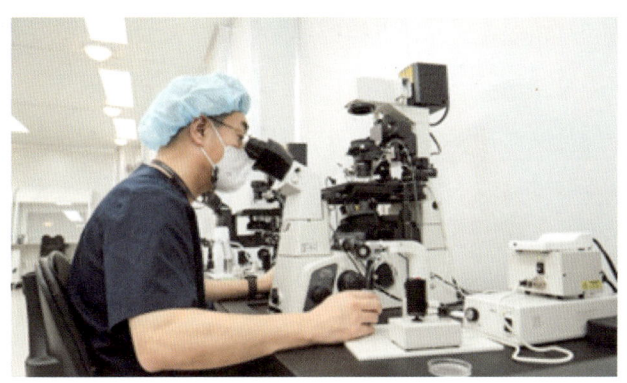

그림 8-21. 전문가의 미세수정 장면: 고도의 기술이 필요합니다.

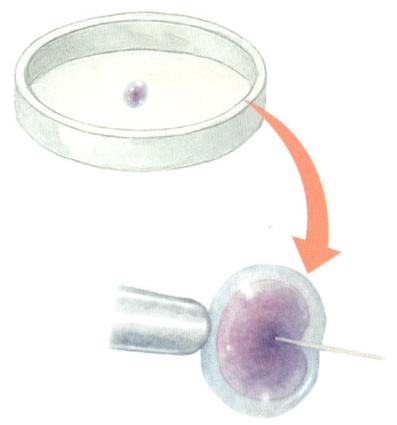

그림 8-22. 미세수정 상세도

(3) 정자형태선별 정자 주입술(IMSI)

정자형태선별 미세조작 시술은 고배율의 특수 현미경을 사용하여 정자를 6,600배 이상으로 확대하여 형태적으로 정상적인 정자만을 선별 후, 수정시키는 방법입니다. 시술 기준은 다음과 같습니다.

- 이전 시술에서 자연유산 2회 이상
- 이전 미세수정 후, 반복 임신 실패나 2회 이상의 화학적 임신
- 이전 시술에서 포배기(배반포)로의 발달률이 낮은 경우
- 이전 미세수정 후 40% 이하 수정률
- 이전 시술에서 모든 난자의 수정실패의 경우
- 심한 기형정자 (정상 1% 미만)
- 해동된 고환조직추출 정자

(4) 방사관찰 미세 조작술(Polscope)

특수편광현미경을 이용하여 난자의 방추사 위치를 확인한 후, 그에 연결된 염색체가 손상되지 않도록 미세수정을 하면 배아발달에 영향을 주지 않는 배아를 기대할 수 있습니다. 대부분의 난자들은 극체 주변에 방추사가 존재하지만, 일부 난자들은 위치를 알 수 없어 미세수정 손상의 위험이 있습니다.

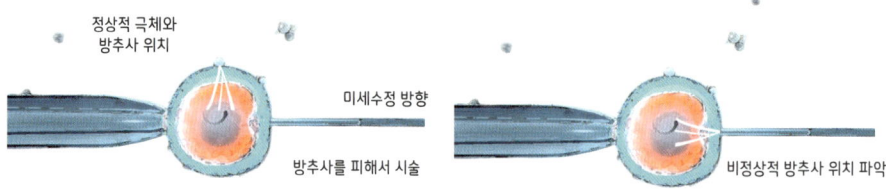

그림 8-23. 방사관찰 미세 조작술

5) 난자활성화

미세수정을 시행했는데도 수정이 이루어지지 않거나 지난 주기에서 수정률이 낮은 경우 난자 내 칼슘농도 보정 등으로 정상수정 및 배아발달을 유도해 주는 과정입니다.

난자 활성화의 과정 중에서 칼슘이온과 이노시톨트리포스페이트 물질을 사용하여 미세수정을 시행한 난자에 처리하면, 수정과정에 보다 용이하게 도달하는 난자 처리 과정입니다.

- 시술 기준

① 과거 수정률 40% 이내

② 정자 운동 이상

③ 과거 미세수정 후 배아발달 저하

④ 성숙난자 채취를 시도했으나, 모두 미성숙 난자일 경우

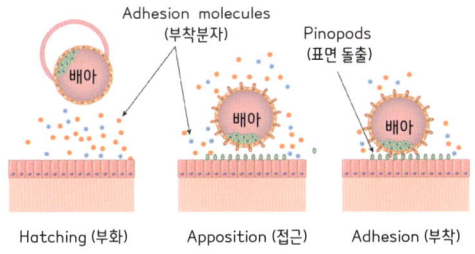

그림 8-24. 난자활성화

6) 배아활성화

배아 발달이 늦은 경우, 바이브레이터라는 진동기를 사용하여 배아를 자극함으로써 세포의 교류를 유도하여 배아 발달에 도움을 줍니다. 기존 체외수정은 매우 정적인 상태로 진행됩니다. 하지만 인체 내에서는 자궁수축이나 나팔관의 섬근운동

등 미세 진동을 줌으로써 자연 임신에 가깝게 해줍니다.

  - 시술 기준

    ① 미성숙 난자가 많은 경우

    ② 배아 발달 저하 또는 정지의 경우

    ③ 난소 저반응

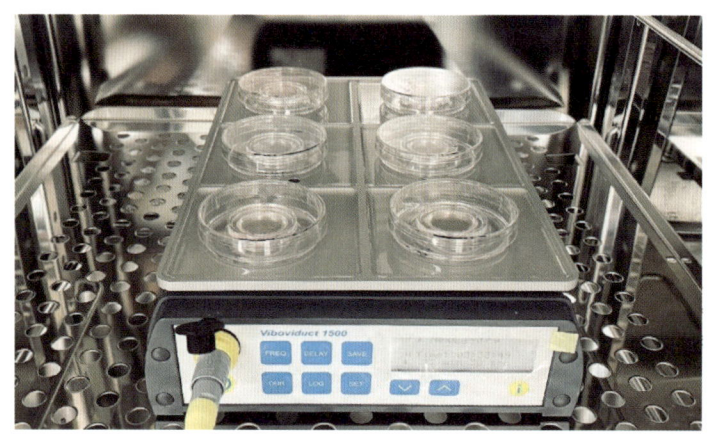

그림 8-25. 바이브레이터 진동기

7) 보조부화술(Assisted hatching)

    배아의 착상률을 높이기 위해 인위적으로 투명대라는 배아 껍질에 해당되는 얇은 막을 레이저를 이용하여 잘 까고 나올 수 있도록 일부에 구멍을 뚫어 주는 방법입니다. 배아가 자궁내 착상전 투명대를 뚫고 나오는 부화 과정이 필요합니다. 하지만 투명대가 상대적으로 두껍거나 이전의 시술에서 배아 상태가 좋은데도 임신에 실패할 경우, 현미경 미세조작술로 투명대에 작은 구멍을 뚫어서 부화를 도와줍니다.

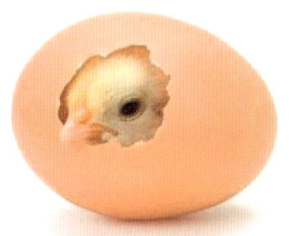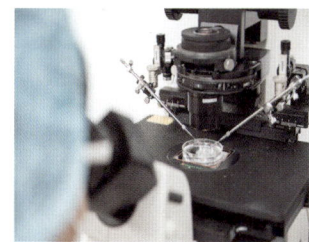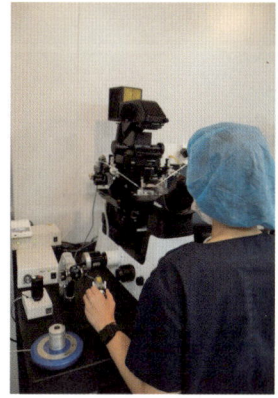

그림 8-26. 보조부화술

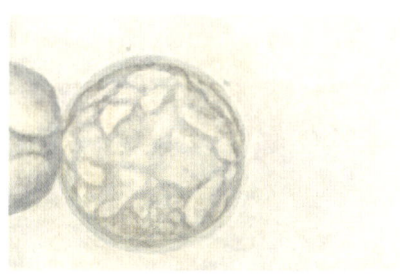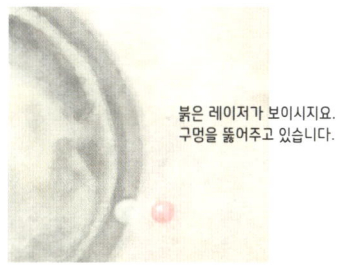

붉은 레이저가 보이시지요.
구멍을 뚫어주고 있습니다.

그림 8-27. 현미경 미세조작술을 통한 부화

- 시술 기준
  ① 이전에 양질의 수정란을 이식하였으나, 2회 이상 착상에 실패한 경우
  ② 만 35세 이상, 난포자극 호르몬 수치 12mIU 이상
  ③ 15㎛ 이상으로 투명대가 두꺼운 경우
  ④ 동결배아 이식 - 동결의 경우

위와 같은 경우 투명대가 경화될 수 있습니다.

8) 배아글루

히알루론산을 포함된 배양액으로 점성이 높은 환경을 만들어주어서, 착상률을 극대화시켜 줍니다.

마치, 도배지에 풀을 바르는 것처럼 히알루론산액에 살짝 담그게 됩니다.

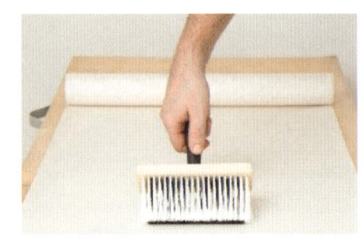

히알루론산이라고 하는 성분이 자궁이나 나팔관에 소량 존재하는데 이 성분은 배아가 자궁내막에 착상할 시기에 높아져서 배아의 착상을 도와주는 역할을 합니다.

자궁내막과 배아에는 CD44라는 당 단백질이 있는데 히알루론산이 이 CD44와 결합하여 배아가 자궁내막에 착상하는 것을 도와주는 역할을 하게 됩니다.

배아글루는 히알루론산 성분이 포함된 배양액으로, 이식 전에 배아를 이 배양액에 담근 후 이식하면 착상률을 향상시키는 데 도움이 됩니다.

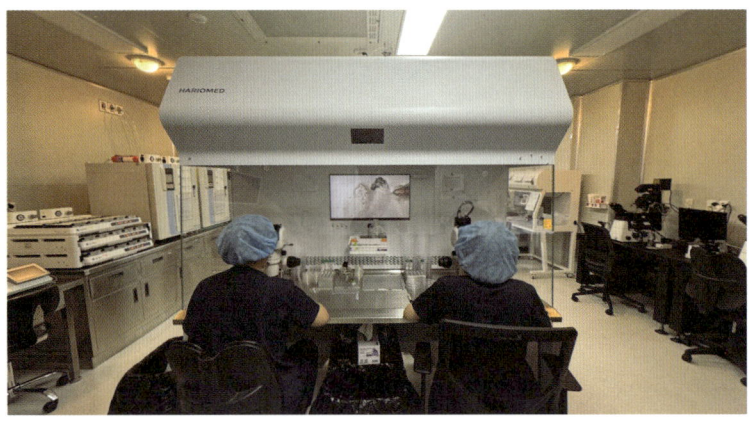

그림 8-28. 배아 배양실 내 미세조작 현미경 작업

09 배아 이식

I. 배아 이식
(처음에는 에스트로겐을 올리고 중반 이후 프로게스테론을 유지)

전 주기에 배란유도 주사를 처방 받아 난자 채취 주기를 거치셨다면, 평소보다 생리가 빨라질 수 있습니다. 그러나 생리를 빨리 한다고 이상한 것은 아닙니다. 그만큼 호르몬이 농축되어 생리 주기가 짧아지는 건 자연스러운 현상이기 때문입니다.

① 처음 생리시작 2~3일 차에 방문하면, 이때부터는 복용약만 처방받습니다. 성분은 에스트로겐 복용제재로 온전히 자궁내막의 두께를 두껍게 해주고, 기존의 커져 있는 황체낭포가 있다면 작게 해 주는 역할을 해 줍니다. 이 약제는 임신 확인 이후 10주 차까지 지속됩니다.

② 생리시작 10일 지나서부터 하루를 정해서 방문하여 그 시점에서의 자궁내막 두께를 확인받습니다. 이때 자궁내막 두께가 일정 두께 이상으로 증가되었으면, 이때부터 황체보조제를 처방받습니다.

미리 3일 배양 배아 이식은 4일 전부터, 5일 배양 배아는 6일 전부터 황체보조제 (주사제, 복용약, 혹은 질정제)를 처방받아 복용 및 처치받은 후 병원을 방문합니다. 밑에 있는 그림은 예시입니다.

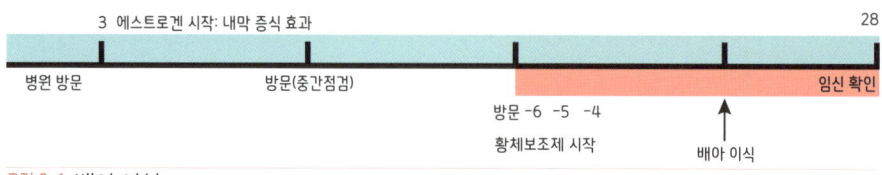

그림 9-1. 배아 이식

눈치를 채셨지요. 배양배아 일수에 하루를 더 약물치료할 준비를 합니다.

배아 이식날은 난자채취 때와는 달리 마취가 필요하지 않습니다.

주치의 선생님은 복부 초음파의 도움을 받으면서 자궁 내 이식위치를 확인 후, 준비된 배아를 이식합니다.

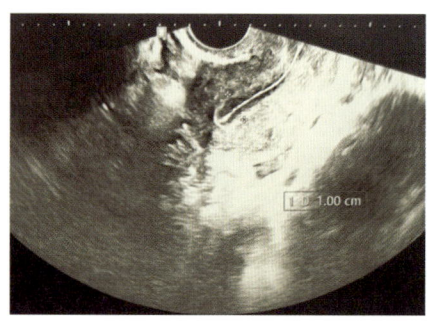

그림 9-2. 자궁내막 두께
자궁 안에 자궁내막 두께를 확인할 수 있습니다.

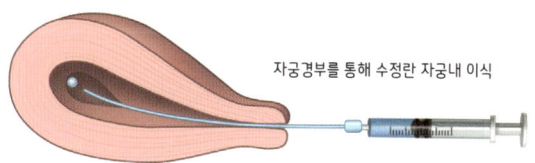

그림 9-3. 배아의 Invasion(착상) 과정

배아가 자궁내막에 접근하고, 접착되며, 착상하는 과정에서 접착분자(adhesion molecules)들과 자궁내막에 있는 돌기(pinopods)가 큰 역할을 합니다.

이때 쓰이는 배아 이식관은 아주 가느다란 관인데 cook medical사의 canula과 biotipp사의 CCD FRYDMAN catheter 그리고 cooper surgical Fertility companies의 Wallace catheter(조금은 단단한 관)을 씁니다. 세 종류 관 모두 어디에 닿으면 휘어질 수 있을 정도여서 전혀 아픔을 느끼지는 못합니다.

부화된 배아는 자궁내막에 접근해서 내막에 달라붙고, 내막 안으로 파고들어서 착상이 완성됩니다.

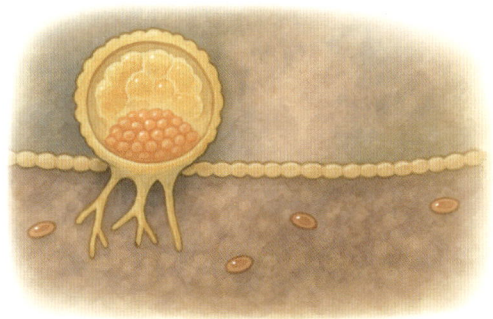

그림 9-4. 배아가 자궁내막에 제대로 착상되어 있습니다.

착상이 완성되면 자궁내막에서는 HCG 호르몬을 만들어내게 됩니다.

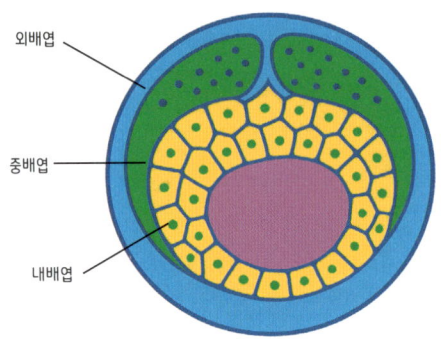

그림 9-5. 외배엽, 중배엽, 내배엽

배아 이식 후에는 혈중 HCG 검사로 임신을 확인하는데
3일 배아 이식은 이식 후 11일째,
4일 배아 이식은 이식 후 10일째,
5일 배아 이식은 이식 후, 9일째가 HCG 검사일(임신확인일) 입니다.

✅ 여기서 잠깐, 임신주수 확인 법

예전에 어떤 남편 분이 계셨습니다. '나는 신혼여행을 한 달(4주) 전 몇 월 며칠에 갔고, 그 전에는 관계가 없었는데(사실 40세가 넘으신 이분들은 만나신 지 3개월 만에 결혼하셨습니다.) 주치의 선생님은 그 이전에 임신이 된 것처럼 임신 6주라고 하셨다. 처의 외도가 분명하다.'

"하하하."

설마 이 책을 읽고 계신 분들 중에 이런 분은 안 계시겠지만, 임신 주수 계산은 마지막 생리 시작일부터입니다. 다시 말하면, 부인되신 분이 신혼여행 2주 전에 생리를 시작해서서, 임신 6주가 되신 것입니다.

임신 40주, 280일에 아기가 탄생하는 것이 아니라 정확하게는 수태일부터 38주, 266일이 정확한 계산인 것이지요. 왜 그렇냐고요? 그렇게 계산하는 것이 현대 의학이 시작되는 1900년 초에서부터 시작되었는데, 생리 시작일부터 기준을 잡는 것이 불규칙적인 주기를 가지고 계신 분들에게도 계산하기 쉽기 때문입니다. 하지만, 실제 생리주기가 30주기보다 더 길어지는 분들은 단 며칠의 오차가 생기기도 합니다.

1) 신선 배아 이식

난자채취를 한 그 달에 며칠 후 바로 배아 이식을 하는 주기입니다. 과배란 주사를 통해 여러 개의 난자를 키운 후 난자를 체외로 채취 후 수정시키고, 그 배아를 그 주기 안에 자궁경부를 통해 자궁내로 이식하는 것을 신선 배아 이식이라고 합니다(난자 채취 날 기준으로, 3일 배아는 당일포함 4일 후, 5일 배아는 6일 후에 신선 배아 이식을 받으실 수 있습니다).

난임이 궁금해요 Q & A

Q. 난자를 채취하고 나서 그날부터 착상지원(프로게스테론) 처방을 받았어요. 질정도 넣고 주사도 많고 그렇지 않아도 약이 많은데 왜 하는 것인가요?

신선배아를 이식을 위해서는 몸에서 나오는 내재적 프로게스테론(Endogenous progesterone)뿐만 아니라, 추가 외부적 프로게스틴 호르몬(Exogenous progesterone)을 처방해서 자궁내막의 착상과 임신유지에 도움을 줍니다.

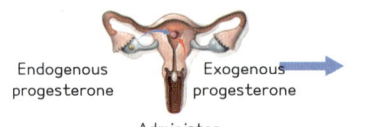 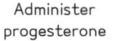 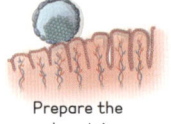

그림 9-6. 착상과 임신유지에 도움을 주는 프로게스테론

에스트로겐은 자궁내막을 두껍게 해 주고 프로게스테론을 깨워서 생산을 독려 해 주지만, 양이 많지 않습니다.

프로게스테론을 외부에서 공급해줘서 두꺼워진 자궁내막을 잘 떨어지지 않게 유지해 주면 안에 혈관을 발달시키는 역할을 해서 배아에게 혈액공급을 해줍니다.

이번에 임신이 유지되지 않았을 경우, 이 프로게스테론 분비가 더 되지 않으면서 내막이 탈락되는데 이것이 바로 생리인 것입니다. 그만큼 외부 프로게스테론 공급은 중요한 역할을 합니다.

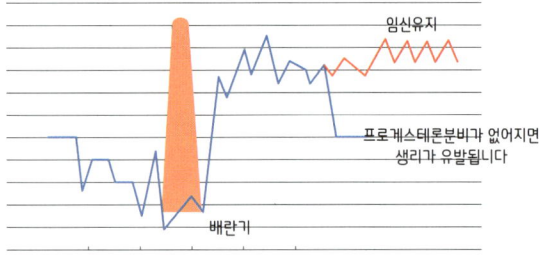

그림 9-7. 황체기 보조 요법

황체기 호르몬(프로게스테론)의 체내 농도를 유지해주기 위해서, 황체기 보조 요법을 합니다. 황체기 호르몬의 저하는 곧 생리로 연결됩니다.

2) 동결 배아 이식

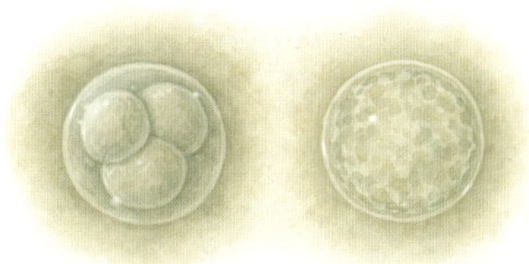

3일 배양한 후 동결된 배아   5일 배양한 후 동결된 배아

그림 9-8. 3일 배양한 배아와 5일 배양한 배아

3일 배양 배아와 5일 배양 배아는 모양에서도 차이가 보입니다.
- 동결 배아 이식 적응증
    ① 시험관아기 시술 시 이식하고 남은 잉여의 배아가 있는 경우
    ② 이식 후 과배란유도에 의한 심한 난소과자극증후군으로 다양한 위험이 예상되거나 현재 자궁내막이 배아를 이식하기에 적합하지 않은 경우
    ③ 자궁경부의 심한 협착 등 해부학적 이유로 배아 이식에 실패하거나 발열 등 이식 당일 환자의 건강이 나쁜 경우
    ④ 난자 공여자와 수여자 간의 이식 시기의 일치가 어려운 경우
    ⑤ 과배란자극 주기에 이식하는 것보다 자연주기나 호르몬에 의한 주기에서 융해(해동)한 배아를 이식할 때 더 높은 임신율이 기대되는 경우
이러한 이유로 임신 성공률을 높이기 위한 선택적인 방법으로 시행됩니다.

(1) 동결 배아 이식(Thawing Embry Transfer) - 방법

전 주기에 동결 보존된 배아를 이식 하루 전 또는 당일에 해동하여 자궁내에 이식하는 방법으로 에스트로겐을 추가 복용하여 이식하는 호르몬 주기 방법과, 오로지 체내 호르몬만으로 내막을 키워 내막이 일정 두께에 이르렀을 때 이식하는 자연주기 배아 이식 방법이 있습니다.

① 자연주기법

자연주기법은 초음파를 이용하여 배란난포의 크기, 자궁내막의 두께, 배란 테스트기를 이용한 호르몬의 변화 등을 관찰하여 이식 시기를 정합니다.

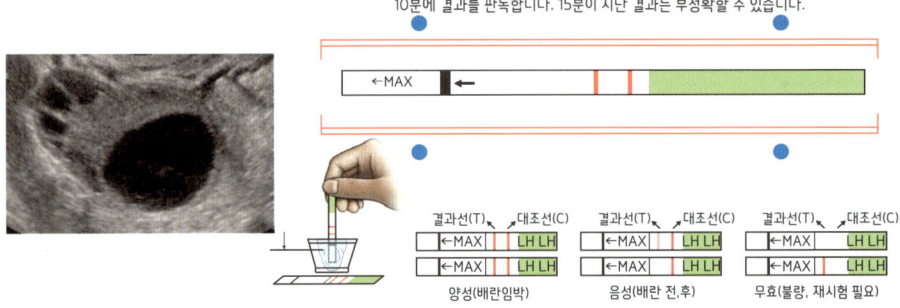

그림 9-9. 난포의 크기 변화와 자궁내막두께, 에스트로겐과 황체형성호르몬 검사
이 세 가지 모두를 측정해서 이식 시기를 결정합니다.

② 호르몬주기법

호르몬주기법은 초반부터 에스트로겐 약제만을 사용하여 자궁내막두께를 일정 두께 이상으로 유지한 후, 이식 시기를 결정할 수 있습니다.

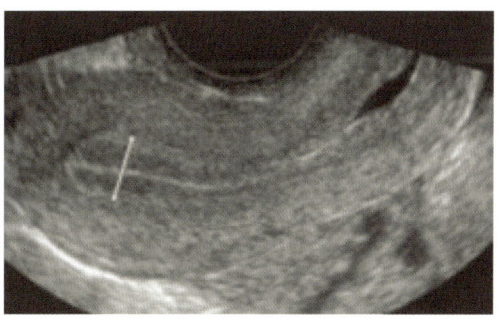

그림 9-10. 초음파 검사로 측정한 자궁내막 두께

약제 혹은 주사제를 이용하면, 임신 성공에 보다 확실한 자궁내막의 조건을 얻을 수 있습니다.

(2) 동결 및 해동 방법

동결에는 유리화동결법(vitrification)이라고 해서 급속동결 방식을 쓰고 있습니다.

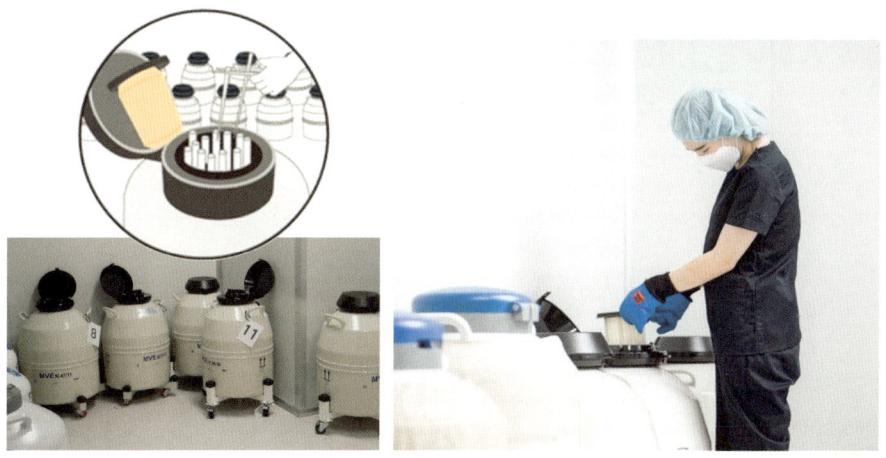

그림 9-11. 질소 탱크 안에 배아를 동결, 관리하는 모습

① 유리화동결법

고농도의 동결 억제제를 이용하여 세포 내의 물을 최대한 제거하고 이를 액체질소를 사용하여 동결시키는 초급속 냉동 방법입니다.

현재 전 세계적으로 많이 사용되고 있는 이 방법은 세포내 수분을 유리화 상태로 유지하며 얼음결정이 형성하지 않아 세포 내 동결상해(cryoinjury)가 일어나지 않고 동결에 따른 부작용을 획기적으로 감소시킬 수 있으며 동결 소요시간이 매우 짧습니다.

② 해동

3일 배양 배아의 경우 상태에 따라서 하루 전 오전에 해동을 해서 4일 배아(Morula, 상실배)로 성장시키거나, 하루 전 오후에 해동해서 배아의 할구수를 더 늘리는 경우가 있습니다.

5일 배양 배아(포배기)도 배아 상태에 따라서 하루 전 혹은 당일에 해동하는 경우도 있습니다.

2. 착상지원 주사, 약 혹은 질정 - 황체기 보강(Luteal Support)

체외수정술에서는 뇌하수체 억제제(GnRH-antagonist)의 사용으로 황체(progesterone) 기능이 감소되고, 난자채취로 과립막세포가 제거되는 경우가 많아서 황체기보강을 해줘야 합니다.

약전을 찾아보면 임산부 금기로 나오는 약물이지만, 임신유지를 위해서 황체기 보강을 꼭 받으셔야 합니다. "치료상의 유익성이 위험성을 상회한다는 의사의 판단이 있는 경우에만 사용한다." 설마 의사선생님이 이것을 모르고 처방하시진 않겠죠?

신선배아의 이식의 경우에는 난자 채취일부터, 동결 배아 이식의 경우에는 3일 배양(분할기) 배아는 4일 전, 5일 배양(포배기) 배아는 6일 전에 시작해서 보통은 임신 8~9주까지는 유지해줍니다.

사용 약제는 주사제, 복용약, 질삽입제가 있는데 이 중 두 종류 혹은 세 종류 모두를 사용하기도 합니다. 혈중 적정규모의 프로게스테론 농도를 유지해 주는 것이 주 목적입니다. 체내 흡수 경로에 따라 몇 가지 타입이 나뉘어 집니다.

O 피하형: 프로루텍스 25 mg

O 근육주사형: 슈게스트 50 mg, 100 mg

O 질삽입형: 유트로게스탄 200 mg, 크리논겔 8% 90 mg, 사이클로제스트 질좌제

O 경구용: Dydrogesterone (듀파스톤) 10 mg

듀파스톤(디드로게스테론)은 프로게스테론과 달리 9번 탄소의 수소와 10번 탄소의 메틸기 위치가 반대이며, C6-C7 사이에 추가로 이중결합 구조를 가지고 있습니다. 또한 자궁내막에서 선택적으로 활성화되며, 프로게스테론이 경구 투여 시 대사율이 높아 많은 용량이 필요한 반면, 디드로게스테론은 적은 용량에서도 우수한 효과를 보입니다. 이로써 프로게스테론의 안드로겐 및 글루코코르티코이드 관련 부작용을 피할 수 있습니다.

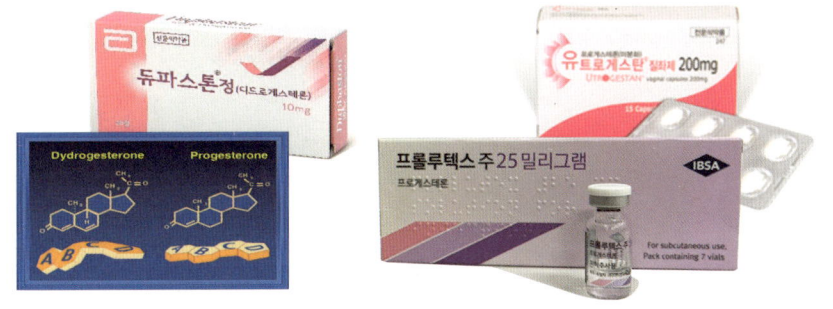

그림 9-12. 프로게스테론 농도를 유지해주는 약제 종류

Prolutex 25mg 주사 가이드 텍스트

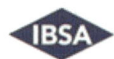

1. 주사 준비

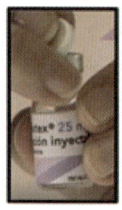 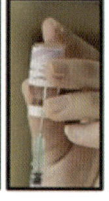

① 프롤루덱스주 25mg 병 상단 부분의 플라스틱 캡을 부드럽게 위로 밀어 제거합니다.

② 주사기 보호캡을 제거하여 바늘을 유리병 상단의 고무마개 가운데에 찔러 넣습니다. 약액을 모두 취할 수 있도록 유리 병을 거꾸로 위치시킵니다.

③ 한 손으로 유리병을 잡고, 다른 한 손으로 주사기를 고정하며 주사기 밀대를 천천히 당기어 약액이 유리병에서 주사기로 옮겨지도록 합니다. 이때 바늘 끝이 용액과 접촉되어 있는 지 끝까지 확인하도록 합니다.

④ 유리 병에서 주사기를 빼냅니다.

2. 주사 방법

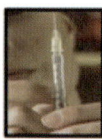 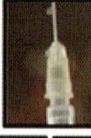

⑤ 주사기 바늘이 위를 향하게 한 후, 기포가 제거될 수 있도록 주사기 상단 부분을 한 손가락으로 가볍게 톡톡 칩니다. 주사부위에 투여하기 전에 1~2방울이 흘러나오도록 밀대를 가볍게 밀어냅니다.

⑥ 다른 손으로 하복부의 주사부위 피부를 살짝 잡아서 고정합니다. 주사기를 45° 또는 90° 각도로 찔러서 넣으며, 피부를 잡은 손은 그대로 유지한 채 주사액을 천천히 주입합니다.

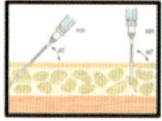 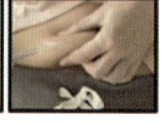

⑦ 동일한 각도로 주사기를 빼낸 후, 사용한 주사바늘은 보호캡을 잘 씌워서 지침에 따라 폐기할 수 있도록 합니다.

3. 보관방법 및 기타

- 어린이의 손이 닿지 않는 곳에 보관하도록 합니다.
- 빛을 피하여 상온(15~25℃)에서 보관하며, 냉장 또는 냉동 보관하지 않습니다.
- 피하에만 주사하도록 하며, 일회 용량으로 사용해야 합니다.
- 유리병에서 주사기로 약액을 취한 후 즉시 주사하며, 사용한 주사기는 재사용하지 않습니다.
- 이 약은 무색 투명하므로, 만약 변색되었거나 이물질이 발견되면 사용해서는 안 됩니다.

3. 반복착상 실패

1) 정의
양질의 배아를 이식하고도 임신이 안 되는 경우, 대체로 3회 이상 배아 이식 후에도 임신이 안 되는 경우를 말합니다.

2) 원인
크게 배아이상(염색체이상을 포함)과 자궁내 이상(얇은자궁내막, 호르몬 이상), 면역학적 원인을 이유로 들 수 있습니다.

3) 반복착상 원인 검사(반착 검사)
- **반복착상 실패 검사 항목**
  - 혈액검사: 난소 기능, 갑상선 기능, 당뇨, 고프로락틴 혈증 검사 등
  - 자궁경 검사

(1) 자궁경 검사
자궁 내막의 상태, 폴립, 근종 등 자궁 질환 확인할 목적으로 자궁경 검사를 확인합니다. 경우에 따라서 자궁내막을 자극하여 내막에 이로운 세포(수지상세포, 대식세포, 그 외 친-염증성 싸이토카인(pro-inflammatoy cytokines)들을 증강시켜 줍니다.

자궁 동맥 혈류 검사, 자궁 내막 수용성 검사(ERA, ORA), 자궁내 세균 배양 검사를 시행합니다.

(2) 배아 착상 전 유전자 검사(PGT)

배아를 자궁에 이식하기 전에 염색체 이상 유무를 확인하여 유산 위험을 줄여줍니다. 염색체 이상 배아를 배제하고 정상 배아만 선별하여 이식합니다(chapter 10에서 자세히 다루겠습니다).

(3) 면역 검사

NK cell(자연 살해 세포), 각종 자가 면역 항체 등을 확인하여 면역계 이상 여부를 파악합니다.

(4) 혈전 성향 요인 검사

엽산메틸대사효소(MTHFR) 유전자 검사, 단백질 S(protein S)와 단백질 C(protein C) 검사, 응고 인자 V 레이든 유전자 검사, 프로트롬빈 검사 등

(5) 유전적 요인

부부의 염색체 유전적 이상 여부 혈액 검사를 받으실 수 있습니다.

4) 치료 및 극복방법

(1) 얇은 자궁내막

자궁내막 자극술(자궁내막에 살짝 스크래치를 내어줍니다.) 및 생검, 각종 약물치료(비아그라, 고용량 에스트로겐 등), 혈소판 풍부혈장(PRP) 치료가 도움이 될 수 있습니다.

그 외 조혈세포 성장인자인 G-CSF의 자궁내 주입, 배아 생성 호르몬인 HCG 자궁내 투여,

비타민 E 복용이 도움이 된다는 논문도 있지만 효용성에 논란이 있습니다.

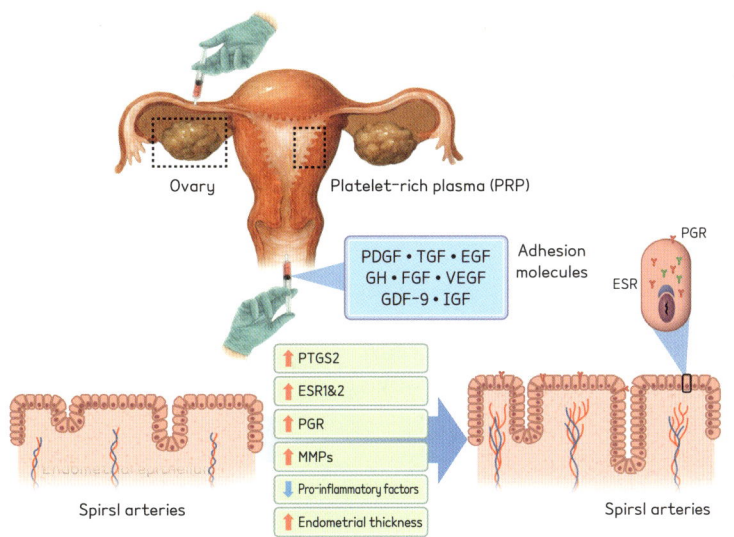

그림 9-13. 자궁내막증식과 배아흡착에 도움을 주는 인자

난임이 궁금해요 Q & A

Q. 자가 혈소판 풍부 혈장치료법(platelet- Rich plasma)은 무엇인가요?

A. 2021년 6월29일, 자궁강 내 자가 혈장주입술은 건강보험심사평가원으로부터 '신의료기술'로 신청된 치료 방법으로써, 자궁내막 두께 및 착상률, 임상적 임신 유지율, 출산율 등에서 효과가 확인 되었고, 안정성 역시 확보되어 2022년 2월 8일 공식적으로 신의료기술로 공표되었습니다(보건복지부 고시 2022-34호).

초기주기에 자궁내막두께가 7mm 이하인 여성에서 본인의 혈액을 이용하여 혈장 내에서 생리적 농도이상의 혈소판이 함유되도록 만든 혈액 성분입니다. 혈소판에는 혈소판유래 성장인자(PDGF), 혈관내피성장인자(VEGF), 전환성장인자(TGF)등 다양한 성장인자 등을 추출, 농축하여 자궁내막에 이식 전 미리 주입하는 치료입니다. 시술자로서는 'Mock implantation 사전이식'으로 이식을 미리 경험할 수 있는 의미도 있습니다.

(2) 배아의 원인
보조 부화술, 배아 글루(glue), 5~6일 배양된 좋은 포배기 배아 이식 시행합니다.

(3) 면역학적 요인
면역 글로블린, 인트라리피드 주사, 스테로이드, 저용량 아스피린 투여

(4) 혈전증
태반 내 혈액순환장애를 개선하기 위해, 저분자 헤파린 같은 약물 치료

(5) 난관수종이 있는 경우
복강내시경 수술을 시행하여 나팔관 절제를 통해 난관수종을 제거합니다.

10 착상 전 유전자 검사

I. 착상 전 유전자 검사(PGT 검사)

여성의 나이가 증가함에 따라 배아의 염색체 이상과 유산율은 증가하고, 임신 성공률은 감소합니다.

착상 전 염색체 검사(preimplantation, genetic testing for aneuploidy, PGT-A)는 부부에게 특정 염색체 이상 위험이 높고 반복적인 임신 실패나 습관성 유산이 우려되는 경우에 시행하는 시술입니다.

① 염색체의 숫자의 이상에는 PGT-A
② 염색체의 자리 바뀜, 전좌(translocation), 역위(inversion) 등 구조적 이상에는 PGT-SR
③ 단일유전자질환(monogenic disorder)가 있는지는 PGT-M으로 확인 합니다.

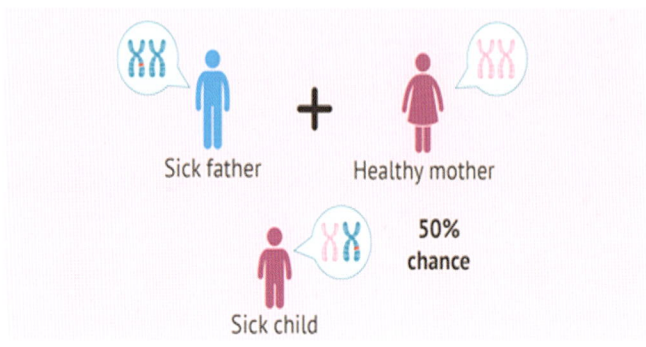

그림 10-1. 상염색체 우성(단일 유전자) 유전의 예시
상염색체 우성 유전 질환의 경우, 부모 중 한쪽이 질환을 가지고 있다면 자녀에게 50% 확률로 유전될 수 있습니다.

배아 염색체 이상을 진단하여 정상 배아만 이식하는 방법에는 46개 염색체에 대한 진단을 할 수 있도록, 개개의 염색체 증감을 확인하는 기법인 NGS(차세대염기서열법)기법과 single nucleotide polymorhism(단일 염기서열 다양성)기법이 많이 이용되고 있습니다.

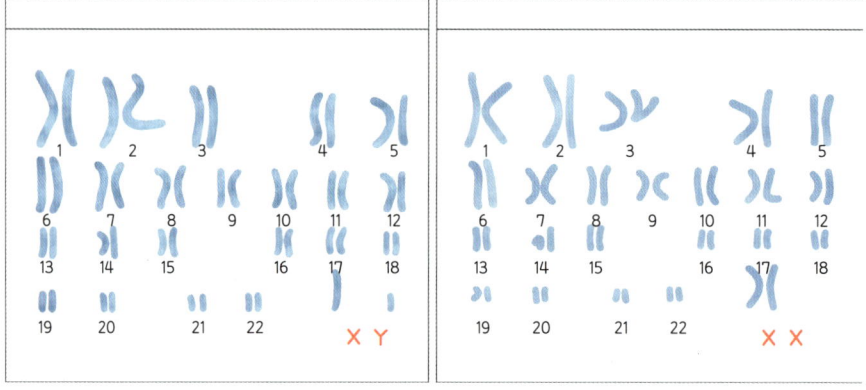

그림 10-2. 유전 정보를 운반하는 22쌍의 상염색체와 성별을 결정하는 1쌍의 성염색체로 구성됩니다.

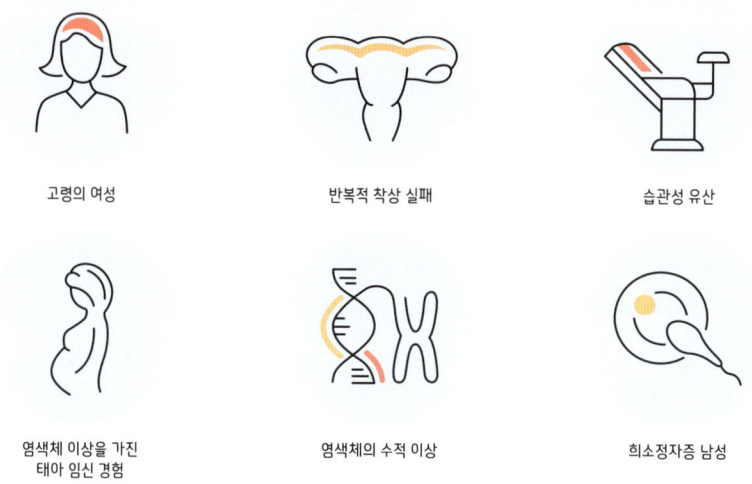

그림 10-3. 적용대상

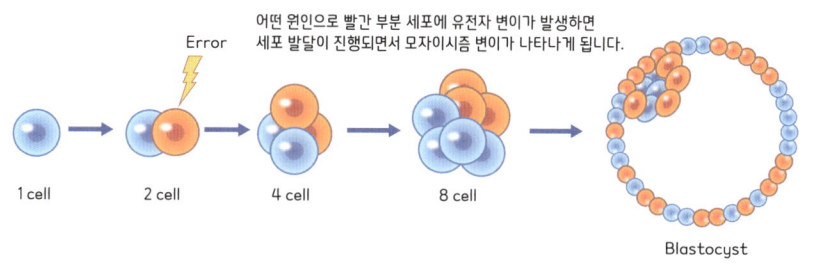

그림 10-4. 유전자 변이

　시험관 시술 전에 배아상태에서 유전질환이나 염색체 이상 유무를 진단한 후 이상이 없는 정상 배아만을 선별하여 이식함으로써, 유전적으로 이상이 없는 아기가 임신 되도록 도와주는 검사입니다.

정상 배아세포는 46개 염색체를 포함하고 있으며, 체외수정시술의 결과로 이식하려는 배아입니다. 정상염색체 배아를 고집하는 이유는 무엇일까요? 모자이크 배아보다 건강한 임신으로 이어질 가능성이 더 높기 때문입니다.

유전질환이나 보인자 염색체 이상을 가진 부부는 유전질환이 있는 아이를 출산할 확률이 높아질 수 있어서 착상 전 유전 진단이 반드시 필요합니다. 착상 전 유전자 검사를 통해서 비정상 배아를 확인하고, 정상 배아만을 이식하는 방법으로 체외수정술의 임신율을 향상시키는 데 도움을 줍니다.

방법을 설명 드리면, 수정 이후 염색체에 이상이 생긴 배아세포가 점점 세포수가 늘어나면서 5일배양 배아(포배기)에서 배아의 세포수는 약 100개 정도 되는데, 아기가 되는 부분(내세포집단, inner cell mass)의 반대쪽, 영양외배엽(trophectoderm)에서 세포를 아주 조금 채취하여 염색체 검사를 합니다. 이곳은 태반이 형성되는 곳으로 태아의 영향은 거의 없다고 보시면 됩니다.

영양외배엽세포는 배아 바깥에서 조직을 형성하며 배아를 보호하고, 보조하는 역할을 합니다. 하지만 이 세포도 유전자 정보를 가지고 있어서 배아의 유전 정보를 얻기에 충분합니다.

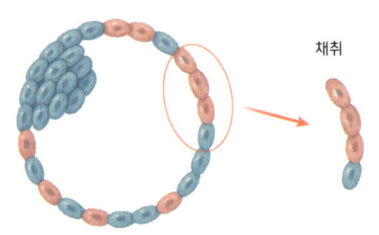
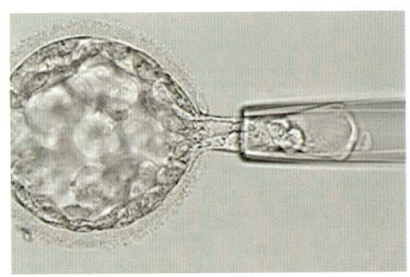

그림 10-5. PGT검사를 위해서 영양외배엽세포를 채취합니다.

하지만 2개 이상의 5일배양배아(포배기배아)가 확보된 상태에서 해야 하고 만일, 결과가 이상이 나오면 배아 손실이 불가피할 수 있다는 문제점은 고려해 보아야 합니다.

그림과 같이 핑크색 부분이 비정상 세포라고 가정을 하면 이 부분의 세포에서 파란색과 노란색이 섞여 있는 것은 모자이시즘(Mosaicism)-한 개체에 서로 다른 2가지(주로 정상과 비정상) 이상의 유전형이 공존하는 현상-이라고 합니다. 여기서 노란색이 몇 %나 섞여 있는가 가 중요한데 보통 20% 미만에는 정상이라고 여기고, 가족과 동의를 얻은 후에는 이식을 할 수 있습니다.

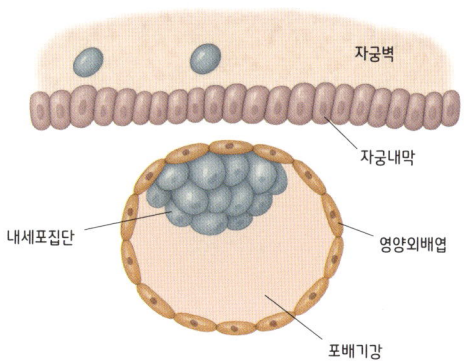

그림 10-6. 포배기 배아가 자궁벽에 있는 자궁 내막에 접촉하여 붙게 되면서 착상 후 임신이 되어가는 과정입니다.

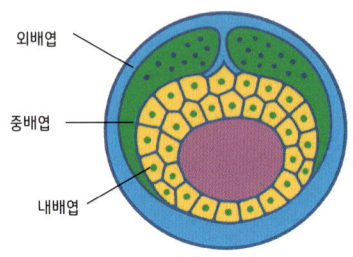

그림 10-7. 외배엽, 중배엽, 내배엽

- 제일 아래에 만들어진 층이 내배엽으로 불리는 것인데 분비선과 요도 방광, 소화기계통이 여기에서 분화되어 나옵니다.
- 가운데 중배엽은 근육, 뼈, 림프조직, 폐, 심장, 생식기와 같은 것이 여기로부터 형성되어 나옵니다.
- 그 바깥 층은 외배엽이라고 불리는 곳인데 피부와 안구, 귀, 코, 입, 항문 및 신경계가 여기로부터 분화되어 나옵니다.

1) 검사의 정확도와 안전성

기술적 한계로 그 자리에서 그대로 서로 맞바뀌는 균형 전좌 모자이시즘 등을 정확하게 진단하기는 어려울 수도 있고, 염색체의 정확한 핵형까지는 알 수가 없는 한계는 아직 있습니다.

착상 전 유전진단으로 태어난 아기들의 기형 발생률은 일반 인구집단의 기형률과 비슷한 발생빈도를 보이고 있어, 배아의 세포일부를 흡입 및 채취하는 과정이 태아 발달에 영향을 주지 않는 것으로 보고되고 있습니다.

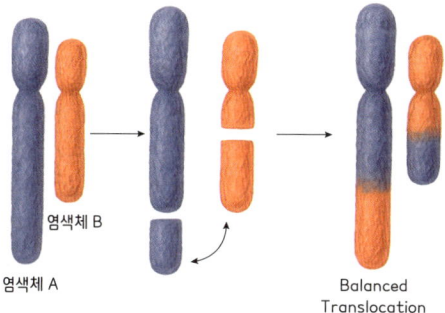

그림 10-8. 염색체의 균형이전
보라색 부분이 핑크색 부분과 그대로 맞바뀌는 균형이전(Balanced Translocation)은 현재까지는 정확한 검출이 불가능합니다.

2) 복제수 변이

획득한 세포를 이용하여 염색체의 복제수 변이, copy number variatin(CNV)를 분석합니다. 그래프로 만들면 몇 %가 중복되었고 빠져 있는 것을 알 수 있는데 앞서 말씀드린 것처럼, 20% 미만에서는 정상(euphoria)으로 보는 것이 일반적입니다.

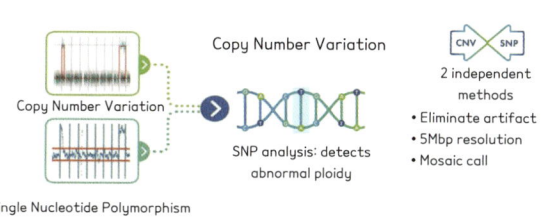

출처: Reproduction Clinic Tokyo

그림 10-9. 복제수 변이 검사 과정

이 개념이 왜 중요하냐면, 결혼연령이 늦어지면서 혹은 앞서 말씀드린 여러 문제로 배아가 몇 개 안 만들어지는 상황에서, 그 배아마저 모자이시즘으로 판정이 되면 어렵게 아기를 가질 수 있는 기회마저 놓칠 수 있기 때문입니다.

3) 결과분석

그럼, 모자이시즘이 20%가 넘으면 어떻게 해야 할까요?

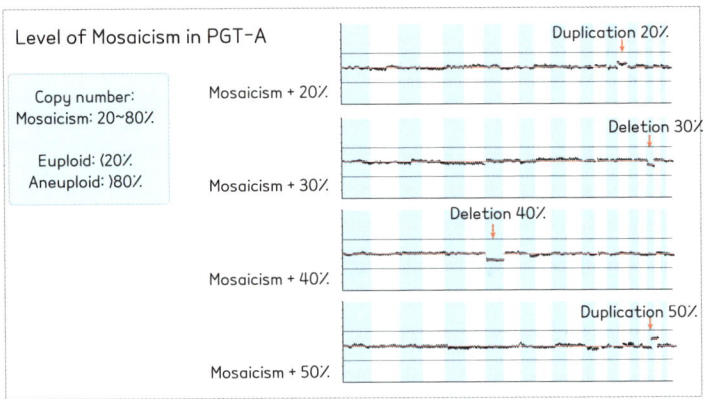

출처: 강인수, 2023.

그림 10-10. PGT 검사 결과지

복제수 변이가 20% 미만에서는 정상(euploid)으로 보는 것이 일반적입니다.

그래서 우리는 2018년 까지만 해도 염색체 5번, 13번, 14번, 16번, 18번, 그리고 21 (다운증후군 가능성이 있는) 그리고 성 염색체 X는 조금의 이상(20% 미만)에도 배아이식을 피하는 것이 정석처럼 되어 있었으나, 2021년 PGDIS(착상 전 유전자검사 국제 협회, Preimplantation Genetic Diagnosis International Society) 권고안 이후에 변화되었습니다.

20% 미만은 정상(euploid)으로 보는 것은 맞지만, 그렇지 않다고 해서 배아 이식을 못하는 것은 아닙니다. 다만, 착상성공율과 임신 성공율이 낮아지고 유산율은 높아지는 데 초점을 맞추자는 내용입니다.

모자이시즘 배아를 이식하면 배아는 세포 분열을 거듭하면서 이수성세포(이상세포)는 증식속도가 감소되어 결국 세포 소멸이 되면서 스스로 자기교정을 하게 됩니다. 그런 이유로 조금은 더 편안하게 배아 이식에 접근할 수 있습니다.

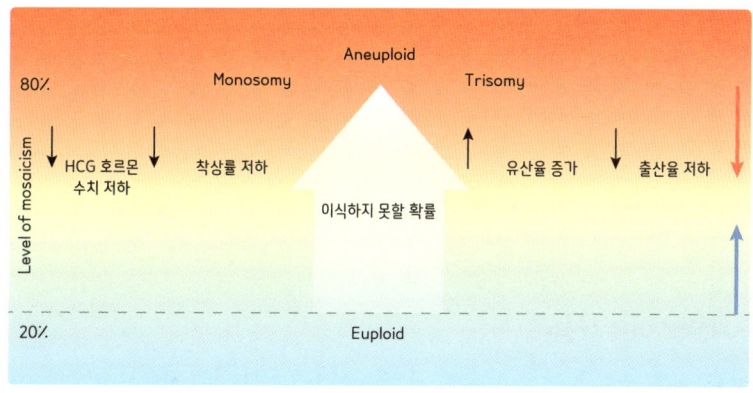

그림 10-11. 복제수 변이 비율(%)(PGDIS, 2021)

하지만, 우리는 그렇더라도 임신 후 유산위험에 더 조심을 해야 하며, 임신이 진행되면서 그동안의 세포분열에 따른 태아의 이상여부를 확인할 수 있는 태아 염색체검사를 위해 염색체 마이크로어레이 검사(CMA, Chromosome Nicroarray) 또는 양수검사(Amniocentesis)와 같은 방법을 필수적으로 해야 함을 잊지 말아야 합니다.

11 난자 동결

I. 난자 동결

- **난자은행 이용 대상**
  - 현재 결혼 계획이 없지만 향후 결혼과 임신을 원하는 미혼 여성
  - 사회활동 확대 등의 이유로 당분간 임신과 출산을 미루고자 하는 기혼 여성
  - 중증 자궁내막증 및 조기폐경 고위험 등 난소 기능저하가 예상되는 여성 환자
  - 암: 대부분의 암 치료(항암, 방사선, 골수모세포 이식 및 일부의 수술)는 난소 기능이 저하됨
  - 양성 난소 종양: 난소 종양 적출술은 수술 이후 중등도 이상의 난소 기능이 저하됨

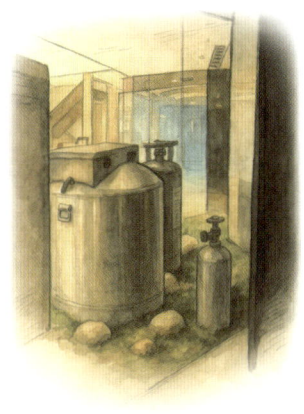 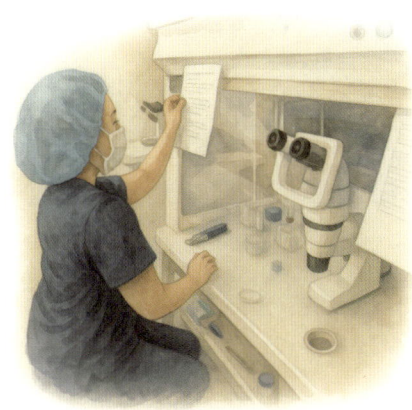

그림 11-1. 난자 동결 질소 탱크
난자 하나하나를 정성스럽게 다루고 있습니다.

1) 난자 동결이란?

원래 암 치료 전에 과배란유도를 하여, 난자 채취를 하고 그 난자들을 일괄 동결 보존하는 것입니다. 그런데 최근에는 결혼을 미루는 여성에서 시간이 지나면 난소 기능이 저하될 수 있으므로 난자 동결을 하는 경우가 많은데, 이를 사회적 난자 동결 또는 자발적 난자 동결로 부르고 있습니다. 최근에는 '계획적 난자 동결(planned oocyte cryopreservation)'이라고 부르기도 합니다.

난자 동결은 상대적으로 젊고 건강한 난자를 채취해 가임력을 보존한다는 아이디어입니다. 또한, 최근에는 암이나 질병으로 미래에 대한 불확실성을 고려하여 난자동결을 원하시는 분들이 늘어나고 있습니다. 의료적 난자 동결의 대상은

① 난소에 손상을 줄 위험이 있는 수술 전 또는 수술 후에 난소 기능의 저하가 우

려되는 경우(양성난소 종양의 경우)

② 터너증후군(X0, X 염색체가 하나만 존재하는 여성), 취약X증후군(Fragile X Syndrome) 및 조기 난소 부전의 위험이 있는 경우

③ 루우프증후군(SLE), 베체트 병, 기타암 등으로 항암제, 방사선 치료, 골수모 세포 이식을 투여 받는 경우

④ 유방암 유전자(BRCA carrier)로 난소적출이 예견되는 경우에서 고려할 수 있습니다.

지방자치단체들도 '저출산대책'으로 난자동결에 발 벗고 나서고 있습니다. 2023년 8월 1일 충청북도에서 전국 최초로 난자 냉동 시술비 지원 사업을 추진했었고 바로 다음 달, 서울시는 2023년 9월 난자 동결 시술 비용을 지원하는 정책을 내놓았었습니다. 20~49세의 서울시 거주 여성에게 1인당 최대 200만원을 보조하는 시범사업으로 총 300명 신청을 받았습니다.

이듬해, 2024년 2월 서울시는 보도 자료에서 난소기능수치(AMH)가 3~40대에 비해 상대적으로 높아 난자동결 지원대상에서 제외됐던 20대 여성에 대한 수치 기준을 1.5ng/mL 이하에서 3.5ng/mL 완화하고, 암 질환 등 '난소기능 저하 유발 질환'이 있는 20대는 수치와 상관없이 난자동결 지원을 하기 시작했으며, 지원 규모도 2023년 300명에서 2024년 650명으로 확대했다고 발표했습니다.

저희 병원이 있는 경기도에서도 2025년 4월 28일부터, 〈영구불임예상, 난자, 정자 냉동지원사업〉을 시행하고 있습니다. 생식기능 손상으로 영구 불임이 되기 전에 생식세포 동결, 보존을 지원하여 가임력을 보전하고 임신, 출산 가능성을 확보하기 위한 냉동지원사업이 마련되었습니다. 지원대상은 난소, 고환절제, 항암치료 등 의

학적 사유에 의한 생식건강의 손상으로 영구적 불임(난임)이 예상되어 가임력 보전이 필요한 남녀를 대상으로 과배란 유도, 생식세포(난자, 정자)채취 및 동결 등 본인이 부담한 비용의 50% 이내에서 지원해 줍니다. 생애 한 번 지원해주며 여성은 최대 200만 원, 남성의 경우에는 최대 30만 원을 지원해 줍니다. 남성의 경우 아직 비용이 적지만, 우선 남성의 가임력 보전에도 시선을 준 것에 의미를 둘 수 있습니다. 여기에 입원료, 동결 과정과 무관한 검사료는 제외입니다.

또한 세계적 기업뿐만 아니라, 우리나라 기업에서도 난자동결 지원을 직원 혜택으로 내걸어서 크게 화제가 됐었습니다. 직원들에게 마냥 좋기만 할 것 같은 이 혜택을 두고 미국과 유럽에선 많은 논쟁이 있어왔습니다. 이 혜택이 혹시 '출산 연기'를 장려하고 있는 것이 아닌가, 경쟁력 있는 여성 인재를 확보·유지하려는 것이 아닌가 하는 의구심에서입니다.

정리해보면, 기혼이거나 파트너가 있지만 당장 아이를 낳을 계획은 없다면 난자를 채취한 뒤 정자와 수정을 시켜서 배아를 동결할 수 있습니다(배아동결).

배아동결이 실제 출산으로 이어질 수 있는 확률이 더 높습니다. 이유는 많은 전문가들이 "난자동결로는 많은 여성들이 생각하는 것만큼 임신율이 좋지 않다."고 말하고 있습니다.

난자동결을 해야 한다면 연령대는 비용 및 결혼까지 고려했을 때 38세 미만을 기준으로 하자는 의견이 많은데, 이유는 동결난자당 실제 출생률은 38세 이전까지는 8.6~7.3%대이고, 그 이후는 급격히 떨어져서 4.4% 이하로 떨어진다는 보고(Fertil Steril 2016;105:459)에 기반을 두고 있습니다.

12 임신

Jenny, H의
난임 Diary 3

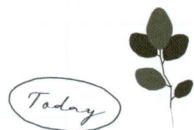

지난 주기에서 난자가 10개가 나왔습니다. 수정은 그중 6개가 되었습니다. 신선배아 이식은 내막이 너무 얇아서 이번에는 하지 못했습니다. 당시에는 내막도 6.5mm밖에 되지 않았다고도 하셨습니다. 급하게 신선배아 이식을 하려고 무리하는 것보다는 착상기회가 열리는 '때'를 찾아서 귀중한 배아를 이식하는 것이 더 좋다고 생각했습니다. 다행히 6개 배아 중에서 하나만 배아발달이 더 이상 진행되지 않아서, 폐기되었습니다.

둘은 삼일배양 배아로 '삼배기'로 동결했고, 셋을 5일 배양으로 '포배기(배반기)'가 되었습니다. 대단하지요. 제 나이가 36세이어서, 5일배아 둘을 이식하기로 결정되었습니다.

며칠이 지나서 드디어, 12월 2일에 생리가 시작되었고, 12월 4일(생리3일차)에 병원을 방문하였습니다. 초음파 검사는 받는군요. 생리 때 초음파 검사를 하는 것이 이제는 많이 익숙해졌습니다. 초음파 검사로 자궁내막 상태와 지난 난자채취로 인한 난소의 상태를 점검하시는 것 같았습니다.

이날 기초호르몬 검사를 받고, 에스트로겐 호르몬제를 처방받았습니다. 이런 방법을 인공주기라고 어디에서는 그러는데, '인공'이라는 단어보다는 에스트로겐 처방주기가 더 적절해 보였습니다. 에스트로겐은 자궁내막을 키워주는데, 탁월한 효과가 있다고 알려져 있답니다. 동결배아 이식에는 주사제 처방이 아직까지는 없군요. 그래서 더 좋았습니다.

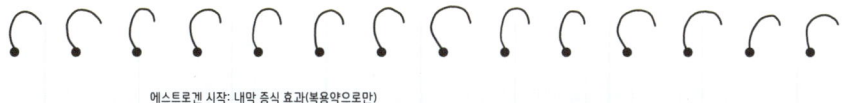
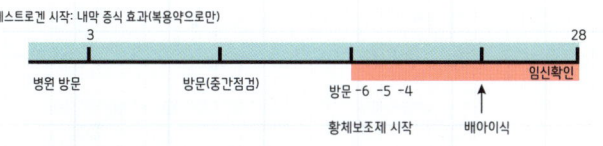

그림 12-1. 배아 이식을 통한 임신 과정

12월 13일(생리 12일 차)

초음파 소견에서 벌써 자궁내막 두께가 9 mm로, 기준 8 mm가 넘어섰습니다. 에스트로겐 호르몬 수치도 벌써 300 pg/mL 이상이나 되어서 내일부터 착상지원프로그램을 하는 것에는 문제가 없다고 하셨습니다.

이번 착상지원은 복용약, 주사제, 질정 모두 3가지가 들어가게 되는데 조금 복잡하고 번거롭지만, 뭔가 더 최선을 다하는 것 같은 느낌이어서 더 안심이 되었습니다. 이틀 후, 12월 15일(생리 14일 차) 부터는 복용약, 주사제 그리고 질정제를 저녁에 넣어야 합니다. 휴대폰에 '알람'을 설정하는 게 좋을 것 같아요.

12월 21일(생리 20일 차)

14일부터 계속 주치의 말씀대로 잘 했습니다. 드디어 떨리는 마음으로 병원을 방문했습니다.

오늘은 마취를 하지 않으니, 금식을 하지 않아도 된다고 하셨습니다. 하지만, 복부초음파를 보면서 자궁에 '바로 그 자리'에 배아를 이식해야 하므로 소변을 아침부터 못 봤습니다. 방광이 터질 듯했는데, 너무 많으면 또 안 좋다고 시술실에서 이야기하셔서 조금만 보려고 하다가 그만 소변을 다 봐 버렸습니다. 다시 소변이 찰 때까지 기다렸다가, 드디어 시술을 받았습니다. 시술은 방광을 누르는 듯 복부 초음파를 확인해 주시면서, 주치의께서 5분 이내에 마쳐 주셨습니다. 사진도 직접 주셨습니다. 안정을 위해 15분 정도 누워 있었는데, 편안한 마음으로 임신이 잘 되길 기도했어요.

12월 31일(생리 30일 차, 이식 후 10일 경과)

아침에 임태기를 했는데 두 줄이었어요. 그것도 아주 진하게. 병원에 기쁜 마음으로 방문해서 감사한 소식을 모두에게 전했습니다. 모두 자기 일처럼 기뻐해 주셨습니다.

혈액검사로 아기 호르몬(HCG 호르몬, 인체융모성선자극호르몬) 검사를 받았는데, 몇 시간 후 결과가 나온다고 하셨습니다. 점심시간에 병원에서 전화가 왔는데 호르몬 수치가 135.08로 안정적이라고 말씀해 주셨어요. 초음파 검사는 10일 후 본다고 이야기해 주셨습니다. 다시 기대 반 걱정 반이 되었습니다.

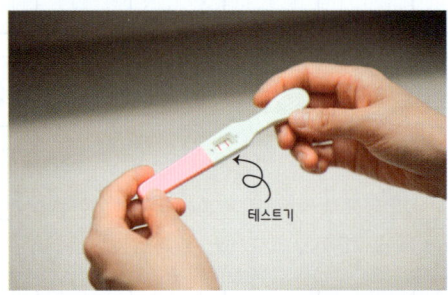

10일 후, 초음파 검사

착상을 하면서, 약간의 출혈이 있었습니다. 이렇게 작은 배아가 자궁내막조직안에 뿌리를 내리면서(이를 착상이라고 한대요) 그 결과로 작은 출혈이 있기도 합니다. 이 작은 출혈을 생리라고 착각하는 경우도 많다고 합니다.

오른쪽 아기집은 난황도 잘 보이고 건강해 보이는데, 왼쪽 아기집은 조금 작아 보여서 걱정입니다. 모두 기도해 주시겠다고 하시네요. 감사합니다.

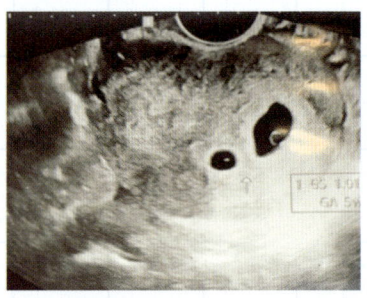

그림 12-2. 10일 차 태낭

검게 보이는 부분을 태낭혹은 양막낭이라고 합니다. 그 안쪽을 양막강이라고 불립니다. 양막은 어린 양이 태어날 때 물주머니 같은 양막에 싸여 나온다는 의미의 그리이스어(희랍어)에서 기원이 되었습니다. 이 막은 실제로는 두 겹인데 아기 쪽을 양막, 엄마 쪽은 융모막이라고 합니다.

난황낭(yolk)에는 실제 영양분은 없는데도, 달걀의 모양에서 그렇게 이름이 붙여졌습니다. 이때 태아의 크기는 0.15~0.20 mm 정도입니다.

난임이 궁금해요 Q & A

Q. 임신이 되면 왜 소변이 자주 마렵게 될까요? 방광염이라도 걸린 것일까요?

자궁이 커지면서 방광을 압박하고 몸에 신진대사가 활발히 이루어져서, 혈액내 나쁜 성분을 빠르게 처리하면서 나오는 정상적인 증상입니다. 그와 동시에 유방도 커지고 젖꼭지도 약간 진한 색깔을 띠게 됩니다. 또한 활발해진 신진대사의 영향으로 질 분비물도 증가하게 됩니다. 하지만 가렵거나 냄새가 나게 된다면, 분비물에 2차 감염이 된 것으로 그 때에는 병원을 방문하셔야 합니다.

이때 자궁과 유방의 변화에 영향을 주는 호르몬이 에스트로겐입니다. 에스트로겐은 임신초기에 꼭 필요한 호르몬입니다.

난임이 궁금해요 Q & A

Q. 에스트로겐 약물이 임산부에는 '금기약물'이라고 나오는데, 왜 병원에서는 처방을 주시나요?

에스트로겐은 임신 중에는 태아에 해를 끼칠 수 있어 금기 약물로 분류되지만, 난임 치료에서는 특정 목적에 따라 안전하게 처방됩니다. 그 이유를 아래와 같이 설명할 수 있습니다.

- 난임 치료 과정에서는 임신이 성립되기 전, 즉 배란 유도, 자궁내막 준비, 호르몬 균형 조절 등 임신을 준비하는 단계에서 에스트로겐을 사용합니다.
- 난임치료 주기 후반에 에스트로겐 보충제를 복용하면 자궁 내막을 안정시켜 임신율을 높일 수 있다고 합니다.

특히 신선주기에는 에스트로겐이 반드시 필요합니다. 데포주사 등 자궁내막을 두껍게 하는 것은 필수적입니다.

경구 에스트로겐 정제(예: 프로기노바, 프레다정)는 일반적으로 하루 6mg 복용합니다.

내막이 너무 얇으면 2mg 또는 4mg을 추가로 복용하는 것이 좋습니다. 배아 이식 시에는 7mm, 이상적으로는 8mm 두께의 자궁내막이 필요합니다. 내막 두께가 8mm 되는 그날이 프로게스테론 보충제 복용을 시작하는 날입니다. 그 이후로는 자궁내막이 더 이상 두꺼워지지 않습니다.

그렇다면 에스트로겐과 동결배아 이식은 무슨 관계일까요? 다시 한번 말씀드리지만, 에스트로겐은 내막을 성장시키고 두껍게 유지하는 데 필수적입니다. 동결배아 이식 프로토콜에서는 생리 2일 차부터 에스트로겐을 투여하기 때문에, 에스트로겐은 배란을 억제하는 호르몬으로 작용하여 배란을 방지합니다.

하지만 난소 활동이 없다는 것은 자연적인 에스트로겐이 없다는 것을 의미합니다. 따라서 배아 이식 주기에, 임신 최소 9주까지는 인공적인 에스트로겐 보충이 필요합니다. 병원에서는 임신 8주차쯤부터 에스트로겐(그리고 프로게스테론)을 줄이는 방법을 알려줄 것입니다.

때때로 환자들이 에스트로겐 약에 잘 반응하지 않는 경우가 있습니다. 또한 과거 암 병력이 있는 여성은 에스트로겐 약을 복용하지 말라는 권고를 받는 경우도 있습니다.

부작용도 다소 있을 수 있으며, 특히 에스트로겐을 경구 복용하는 경우 더욱 그렇습니다. 가벼운 증상으로는 두통, 메스꺼움, 체액 저류, 유방 압통, 과민성, 경미한 우울증 등이 있습니다.

설명서를 읽어보면, 임산부 금기 약물이라고 쓰여 있습니다. 하지만, 그 부작용을 처방하시는 의사 선생님은 이미 잘 알고 계시고, 그보다는 얻는 에스트로겐이 없으면 출혈 등 임신 유지에 어렵기에 배아이식 주기에서는 처방을 주시는 것입니다(인터넷에 나온 말에 대한 맹신보다는 오랜 기간 경험을 가지고, 이론적 근간에서 처방을 해 주시는 의사선생님에 대한 믿음이 더 중요합니다. 이 약물에 대한 처방은 같은 예에서 1978년부터 전 세계적으로 매일 수천만 건 이상 처방되는 것이고, 기형과는 연관성이 없음이 확인된 처방입니다).

(출처: 식품의약품 안전처 홈페이지)

극소수의 여성들이 만성 불면증, 뇌졸중, 혈전, 심지어 난소암과 같은 더 심각한 문제에 직면할 위험이 있습니다. 하지만 이는 드문 일입니다. 대부분의 여성에게 에스트로겐은 긍정적인 효과를 나타냅니다. 그리고 가임기 여성에게는 성공적인 임신으로 가는 관문이기도 합니다.

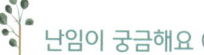
난임이 궁금해요 Q & A

Q. 입덧을 왜 'Morning Sickness'라고 하나요?

입덧은 보통 아침에 일어나자마자 증상이 나타나기 때문에 그렇게 불리우게 되었습니다. 하지만 꼭 아침에만 나타나는 것은 아니고 하루 중 아무 때나 생길 수 있습니다. 개인차는 있지만 보통 임신 14주 무렵이면 대부분 증상이 사라집니다.

위를 진정시키기 위해서는 크래커나 토스트처럼 탄수화물을 다량 함유하고 있는 음식을 드세요. 입덧의 원인은 인체융모성선자극호르몬(HCG) 때문이라고 하지만, 포도당 대사와도 관련이 있다는 주장도 있습니다. 아침에는 혈당이 떨어지면서 증상이 심해질 수 있으므로, 이때 기름 탄수화물(당분)을 섭취하면 도움이 됩니다. 기름지거나 자극적인 음식은 피하고, 수분도 충분히 섭취하는 것이 좋습니다.

정리하자면,

- 먹고 싶을 때 조금씩 자주 식사를 하여 위를 안정시켜야 합니다.
- 위가 비어 있도록 하지않기 위해서, 아침에 일어나 비스켓 같은 것을 조금 먹으면 효과가 있습니다.
- 수분섭취를 많이 하는 것이 좋습니다. 레몬과 즙 음료, 주스가 도움이 되기도 합니다.
- 일에 집중하고 있으면, 잊는 수도 있습니다. 음악을 듣거나 뜨개질을 권하는 이유가 바로 이 때문입니다.
- 음식의 조리시간을 줄입니다. 음식을 만들면서, 냄새를 맡게 되면 정작 식사를 할 때가 되면 어떤 음식도 들어가지 않게 되는 경우가 있습니다.

깨알지식 Q

음식과 영양

칼슘과 인은 태아의 뼈와 이를 만들 때 필요한 영양소이므로 유제품이나 동물성 단백질, 녹색채소가 도움이 됩니다. 인은 따로 인을 함유하고 있는 보조제를 복용하는 것도 한 방법이 됩니다. 임산부의 칼슘하루 권장량은 1,200 mg입니다. 한국에서 생산되는 저지방우유(지방함유량 2%) 한 컵에는 352 mg이 들어 있어서 하루 4컵으로 적당 합니다.

단백질은 태아의 몸 조직을 만드는데 꼭 필요한 필수 아미노산을 공급합니다. 임신 중에는 매일 74~78 g의 단백직을 섭취해야 하는데 우유, 달걀, 육류, 생선 콩(대두), 치즈는 훌륭한 단백질 공급원입니다. 정미하지 않은 곡물로 만들 음식에는 비타민B가 많이 들어 있습니다. 우유와 함께 드실 경우 훌륭한 단백질을 섭취하게 됩니다.

아기의 뇌와 신경조직을 발달에 '엽산'은 특히 중요합니다. 엽산은 다른 비타민과 함께 태아의 골수 안에 있는 혈액세포를 생성합니다. 녹색채소, 호두 같은 견과류는 천연의 엽산 공급원입니다. 미네랄과 함께 엽산 보조제를 복용한 것도 한 방법이 될 수 있습니다. 임신을 계획하는 분들이 가장 먼저 챙겨야 할 영양소 중 하나는 바로 엽산입니다. 비타민 B군의 일종인 엽산은 태아의 신경관이 건강하게 형성되는데 필요한 영양소로, 임신 준비기와 초기에 특히 중요합니다. 만약 엽산이 체내에서 제대로 대사되지 않으면 혈액 속 호모시스테인 수치가 높아질 수 있고, 이로 인해 습관성 유산이나 반복적인 착상 실패와 같은 문제가 생길 가능성도 있습니다. 따라서 엽산은 부족하지 않도록 꾸준히 챙겨주는 것이 좋습니다.

비타민 D는 엽산과 함께 임신 준비기부터 출산까지 전 기간에 걸쳐 필요한 영양소입니다. 특히, 임신 준비기 비타민 D의 보충은 자궁 내막 두께를 두껍게 하고, 여성의 생식과 체외수정(IVF)을 포함한 보조생식술(ART) 및 다양한 임신 결과에도 긍정적인 영향을 미친다고 알려져 있어, 꾸준한 섭취가 중요합니다. 비타민 D는 햇빛을 통해 피부에서 합성되거나 달걀, 우유 등 일부 식품으로 보충할 수 있지만 충분한 섭취가 어려울 수 있어 간편한 보충제의 도움을 받는 것이 좋습니다.

- 임신 중에는 장에서 칼슘 흡수를 돕기 위해 매일 400 IU의 비타민D가 필요합니다. 우유는 단백질, 칼슘, 인, 비타민A, 비타민D의 훌륭한 공급원이 될 수 있습니다.

- 임신 중에는 매일 2~2.5mg의 비타민B1(티아민)이 필요합니다.
- 임신 중에는 비타민B2(리보플라빈)을 매일 1.6~1.7mg가량을 섭취해야 합니다. 푸른 잎 채소나 저지방우유에는 중요한 공급원이 될 수 있습니다.
- 비타민B12는 신경섬유를 보호하고 신경조직을 성장을 도와주며, 적혈구를 생산합니다. 임신중 비타민B12의 매일 권장량은 4mg입니다.
- 칼륨은 심장박동을 유지하고 세포가 건조해지는 것을 막아주며, 신경세포의 전달 작용과 근육의 수축을 도와주는 중요한 역할을 합니다. 하루에 1.875~5,625mg 정도를 섭취해야 하는데 바나나에 많이 들어 있습니다.

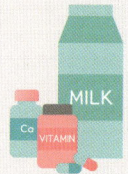

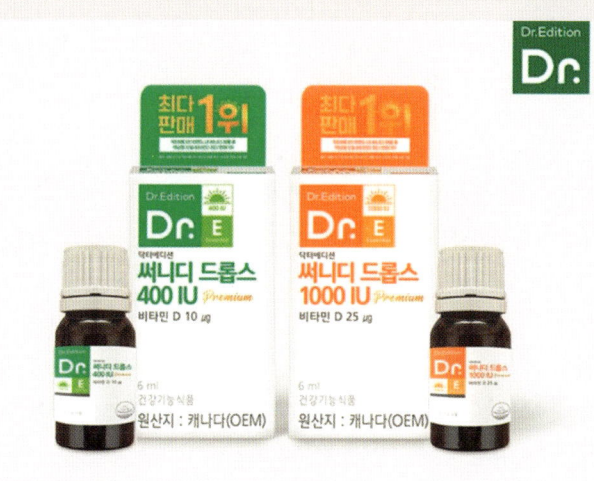

:: 다음은 '마더세이프'의 자료에서 가져온 내용입니다.

1. 임신인지 모르고 약물에 노출되었습니다. 태아에게 위험하지 않나요? (피임약, 여드름약, 소화제와 제산제, 다이어트약, 파스, 가려움증약, 안약, 스테로이드연고)

Q. 생리연장을 위해 피임약 마이보라 복용했는데 임신 5주 되었네요. 어떻게 해야 하나요?

A. 피임약에는 에스트로겐과 프로게스테론이 포함되어 있어서 태아의 성기가 발생하는 시기인 임신 10주경 노출 시 태아 성기에 1%정도의 기형을 유발할 수 있습니다. 하지만 노출시기가 태아에 기형을 유발할 가능성은 없어 보입니다. '사후 피임약의 성분인 레보노르게스트렐에 노출되는 경우도 태아의 위험은 비슷합니다.

Q. 여드름약 이소트레티노인 복용 중 임신 되었네요. 태아에 어떤 영향을 미치나요?

A. 이소트레티노인은 심각한 기형유발약물로 수두증, 소뇌증, 소이증, 시각이상, 구개열, 심장기형을 유발할 가능성이 30%에 이르며, 심각한 정신지체를 유발할 수 있습니다.' 하지만 노출 시기에 따라 태아에 미치는 영향은 다를 수 있어서 반드시 전문가와의 상담이 필요하며 한국마더세이프전문상담센터에 전화해 도움을 받는 것이 좋겠습니다.

✓ 가임여성이 이소트레티노인 사용 시 주의점
- 심각한 기형유발약물임을 알아야 함
- 사용 시 임신하지 말아야 함
- 사용 전 임신반응검사가 음성임을 2회 확인해야 함
- 임신을 원하는 경우 최종 약 복용 후 1개월이 경과해야 함
- 사용 시 경구용 피임약 및 콘돔 등의 2가지 종류의 피임을 동시에 하여야 함

Q. 소화제나 제산제 태아에 안전한가요?

A. 소화제 성분의 디아스타제, 판크레아틴, 펩신 그리고 제산제인 라니티딘은 태아기형을 증가시키지 않습니다. 하지만 일부 제산제에 들어있는 미소프로스톨은 사지결손 및 중추신경이상인 뫼비우스 증후군 같은 심각한 기형을 유발할 수 있습니다.

Q. 다이어트약 복용 중 임신 확인되었네요. 태아는 괜찮을까요?

A. 다이어트약에는 플루옥세틴, 펜터민, 아미노필린 등의 다양한 약물을 포함하고 있습니다. 일반적으로 이런 약물들은 임신 초기에 태아의 기형발생과 직접 관련되지는 않습니다. 하지만 다이어트로 인한 엽산 결핍은 무뇌아 등의 기형발생을 증가시킬 수 있습니다.

Q. 임신 중 허리 아픈데 파스 붙여도 되나요?

A. 임신 중 허리 통증은 배가 나오면서 심해집니다. 계속 앉아서 일을 하거나 교사나 판매원처럼 오래 서있는 직업을 가진 경우 허리통증을 더 많이 호소합니다. 파스에는 일반적으로 소염진통제인 케토프로펜 등이 들어 있어서 태아에게 동맥관폐쇄를 유발할 수 있기 때문에 임신 28주 이후에는 사용하지 않는 것이 좋습니다. 대신에 충분한 휴식을 취하고, 잘 때는 옆으로 누워서 잔다든지 베개를 다리 밑에 두고 자면 도움이 되고 너무 뜨겁지 않은 따뜻한 수건으로 찜질하는 것도 도움이 됩니다.

Q. 임신 중 피부에 가려움증이 발생했는데 참기만 해야 하나요?

A. 임신 중 피부가려움증은 가장 흔한 증상입니다. 주로 복부, 허벅지, 엉덩이, 팔 등에 나타납니다. 우선 피부가 건조하지 않도록 실내 환경을 가습하면 도움이 됩니다. 그리고 정전기를 일으키는 옷이나 이불을 피하고 카페인, 매운 음식을 피하는 것이 좋습니다. 보습크림이나 멘톨 등이 포함된 로션을 바르는 것도 도움이 됩니다. 그리고 약물 치료로는 클로르페니라민 같은 항히스타민제나 국소용 코르티코스테로이드로 치료가 가능합니다. 하지만 약 10%에서는 프레드니솔론 같은 강도가 약한 경구용 코르티코스테로이드 사용으로 증상을 완화시킬 수 있습니다.

Q. 임신 중 안약(점안액) 사용해도 되나요?

A. 안약에는 생리식염수에 소염진통제, 항생제, 코르티코스테로이드 등이 포함되어 있습니다. 하지만 이들 안약의 성분들은 전신 흡수가 매우 적어서 태아에게 영향을 미칠 가능성은 적어 보입니다.

Q. 임신 중 얼굴에 아토피가 심해져서 스테로이드 함유된 연고 사용해도 되나요?

A. 코르티코스테로이드는 전신적으로 사용하는 경우 언청이 등의 위험을 약간 증가시킬 수 있지만 국소적으로 사용하는 경우 기형을 일으킬 가능성은 거의 없습니다.

2. 임신 중 급성 질병에 걸렸을 때, 안전하게 복용할 수 있는 약이 있나요?
(입덧, 위궤양, 방광염, 질염, 무좀, 감기, 독감)

Q. 임신 7주 입덧 때문에 구역과 구토가 심한데 치료 방법 없나요?

A. 입덧이 있다는 것은 태아가 건강하다는 신호입니다. 하지만 입덧이 너무 심해 심하게 탈수되거나 체중감소가 온다면 임신부 및 태아 모두 위험할 수 있습니다. 입덧을 완화시키기 위해서는
- 우선 입덧을 악화시키는 냄새, 음식, 건강 보조제를 피하는 것이 좋습니다.
- 적은 양의 음식을 나눠먹고 중간중간 수분을 보충합니다.
- 생강차가 입덧에 효과가 있습니다.
- P6점을 손 또는 탄력 밴드로 자극해 주는 경우 입덧에 효과가 있습니다.

✓ P6 (Neiguan point)점은 손목 안쪽 2-3 손가락 넓이에 1 cm 깊이, 2개의 건 사이에 위치함
- 전해질 변화나 탈수가 일어나는 경우 수액요법이 도움이 됩니다.
- 약물요법으로는 메토클로프라미드나 독시라민(항히스타민제)과 피리독신(비타민 B6)을 처방받을 수 있습니다.

Q. 임신 중 발에 무좀이 심해졌는데 치료할 수 있나요?

A. 무좀은 주로 백선균에 의해 유발되며 쉽게 치료되지 않습니다. 따라서 관리가 중요하며 발을 잘 씻고 충분히 잘 말리고 통풍을 시켜주는 것이 중요합니다. 약물 치료로는 국소적으로 클로트리마졸, 케토코나졸 등의 아졸계 약물로 하루 1~2회 정도 병변 및 주변까지 잘 발라주고 2~3주간 지속하는 것이 좋습니다.
만약 국소적 치료에 반응하지 않는다거나, 면역이 억제되어 있고, 피부로 확산된다면 경구로 위 아졸계 약물을 사용할 수 있습니다. 이 약물들은 태아기형과 관련되지 않습니다.

Q. 임신 중 감기, 독감으로 고열이 나는데 치료 어떻게 해야 하나요?

A. 임신부의 면역력 저하는 감기 바이러스나 인플루엔자 바이러스에 취약하여 걸리기 쉽고 중이염, 기관지염 같은 합병증도 많이 생깁니다. 치료로는 충분한 휴식과 탈수 예방을 위한 음료 섭취와 가습이 필요합니다.

감기나 독감 모두 증상에 따라서 치료가 필요하며 임신부에게서 고열이 나는 경우 태아의 중추신경계 손상과 관련될 수 있기 때문에 아세트아미노펜을 복용하는 것이 좋습니다. 그리고 독감의 경우 필요하면 오셀타미비르를 복용하여 치료해야 임신부에게서 합병증을 최소화할 수 있습니다.

✓ 최근 임신 중 아세트아미노펜 사용이 주의력결핍과잉행동장애(ADHD) 아이의 증가와 관련된 연구가 덴마크에서 발표된바 있으나 이에 관하여 추가 연구가 필요한 상황입니다. 그리고 이외에도 일부 연구에서 천식과 잠복고환의 증가와 관련된 보고가 있습니다. 따라서 임신 중 아세트아미노펜이 다른 약과 비교해서 안전하다고 알려져 있지만 무분별한 사용은 삼가는 것이 좋습니다.

Q. 임신 중인데 위산이 역류되고 속쓰림이 심한데 치료약 없나요?

A. 임신 중 자궁에 의해 위가 상방으로 이동하고 압박되고 식도의 하부 괄약근이 이완되어 위 내용물이 식도로 거슬러 올라와서, 역류성 식도염이 흔하게 발생합니다. 증상을 완화시키기 위해서 가능하면 베개를 높이고, 식후 3시간 이내에 자지말고, 잠자기 2-3시간 전에는 음식을 먹지 않아야 합니다. 약물치료로는 위점막보호제, 라니티딘 같은 제산제, 에소메프라졸 같은 프로톤펌프저해제가 도움이 됩니다.

Q. 임신 초기인데 빈뇨가 심하고 방광염이 있는데 어떻게 해야 하나요?

A. 빈뇨증은 임신 초기 증상의 하나입니다. 임신 시 증가되는 프로게스테론의 영향으로 방광의 이완과 요관의 확장 그리고 자궁이 커짐에 따른 방광의 압박과 관련됩니다. 빈뇨는 임신 중에 발생하는 정상적 과정이므로 안심하고 요로계 감염예방을 위해 손을 잘 씻고 회음부 및 요도구를 청결하게 유지해야 합니다. 방광염이 있는 경우는 약물 치료로 암피실린, 세팔로스포린 사용이 가능합니다. 그리고 퀴놀론계 약물도 태아에 대한 위험성이 높지 않아 다른 약물에 반응하지 않을 시 사용 가능합니다.

Q. 임신 중 질내 칸디다증이 발생했는데 항진균제 치료 가능한가요?

A. 칸디다증으로 질염이 진단 되는 경우 클로트리마졸을 질정으로 사용하면 효과적으로 치료가 가능하며 전신흡수가 적고 태아 기형을 유발하지 않는 것으로 알려져 있습니다.

3. 임신 전부터 앓던 만성질환, 임신 중 치료 어떻게 해야 하나요? (공황장애, 우울증, 당뇨병, 고혈압, 간질, 갑상선기능저하증, 비염)

Q. 공황장애로 신경안정제 복용 중인데 약물이 태아에 어떤 영향을 주나요?

A. 공황장애는 특별한 이유 없이 예상치 못하게 나타나는 극단적인 불안장애로 공황발작을 일으켜 심장이 터지도록 빨리 뛰거나 가슴이 답답하고 땀이 많아지고 죽을 것 같은 증상을 동반합니다. 만약 치료하지 않는 경우 저체중아와 조산의 위험이 2배 정도 증가합니다. 따라서 증상이 심한 경우 약물치료를 해야 하며 알프라졸람, 클로나제팜을 사용할 수 있습니다. 이들 약물이 기형발생을 증가시킨다는 보고는 없지만, 출산 시 태어난 아기에게서 금단증상으로 젖을 잘 빨지 않는다거나 떠는 증상 등이 나타날 수 있습니다.

Q. 우울증으로 약물 복용 중인데 태아에게 어떤 위험이 생길 수 있나요? 그리고 임신 중 복용 가능한가요?

A. 우울증은 슬픔의 감정이 지속적이고 즐거움 또는 행복감을 가질 수 없는 것이 주증상입니다. 또한 불안증세, 안절부절, 집중력저하 등이 동반됩니다. 임신 시 우울증을 치료하지 않는 경우 재발할 가능성이 높으며 자연유산, 조산, 저체중아 출산이 높아집니다. 따라서 임의로 약을 중단하면 안 되며 적극적인 약물 치료가 필요합니다. 주로는 세로토닌 수용체 억제제(SSRIs계) 약물이 효과적인 약물로 알려져 있습니다. 우울증 치료를 위해 사용되는 약물로는 플루옥세틴, 파록세틴, 써트랄린, 에스시탈로프람 등이 포함됩니다. 이들 약물 중 파록세틴은 심실중격결손증 같은 심장기형률을 높일 수 있어서 임신 중기 정밀초음파가 필요합니다. 또한 신생아의 지속성 폐성고혈압 발생 증가와 관련될 수 있어서 신생아 집중치료실이 있는 병원에서 출산하기를 권장합니다. 그리고 임신 말기에 이들 약물에 노출되는 경우 출산 후 모유수유를 적극적으로 함으로써 신생아에게서 나타나는 금단증상을 최소화할 수 있습니다.

Q. 간질이 있어서 발프로익산을 복용 중인데 임신 중 계속 복용해도 되나요?

A. 임신부에서 간질로 인한 경련이 발생하는 경우 태아는 저산소증에 빠지거나 태아 사망의 위험이 있습니다. 따라서 반드시 치료가 필요합니다. 하지만 발프로익산은 태아기형으로 척수수

막류 같은 심각한 신경관결손증을 유발할 뿐만 아니라 아이의 지능저하와도 관련됩니다. 따라서 보다 안전한 약으로 바꾸어야 합니다. 추천되는 약물로는 카바마제핀 단독제제를 저용량으로 사용하는 것이며, 기형아출산을 예방하기 위해서는 반드시 고용량의 엽산 4mg을 함께 복용하도록 합니다.

Q. 임신 초기에 갑상선검사에서 갑상선 기능 저하증으로 나왔는데 치료 안 받으면 어떤가요?

A. 갑상선 기능 저하 시 태아에 미치는 영향은 저체중아, 미숙아, 지능저하를 일으킬수 있습니다. 따라서 반드시 갑상선 호르몬인 타이록신으로 치료하여야 합니다. 1임신 초기에는 갑상선 자극 호르몬(TSH)수치가 2.5 U/mL 미만인 경우가 정상 수치이고, 임신 중기에는 3.0 U/mL 미만이 정상 수치입니다.

Q. 임신 중 비염이 심해졌는데 치료 어떻게 하나요?

A. 비염의 기본 치료는 원인이 되는 꽃가루 등을 피하는 것으로 외출 시 마스크를 쓰거나 집먼지 진드기, 곰팡이가 많은 카페트, 소파, 커튼을 청결하게 하고 침구류를 자주 햇볕에 말려 소독하는 것이 좋습니다. 약물요법으로는 흡입성 스테로이드(플루티카손, 부데소니드 등)와 항히스타민제인 세티리진, 로라타딘을 안전하게 사용할 수 있습니다.

Q. 당뇨병이 있는데 임신하여 건강한 아이를 낳고 싶은데 어떻게 해야 하나요?

A. 당뇨병이 있어서 혈당 조절이 잘되지 않는 경우 기형아 발생률이 10% 정도까지 높아집니다. 발생 가능한 기형으로는 심장기형, 척추이분증, 골격계기형, 요로 생식기계 기형들입니다. 따라서 임신하기 전부터 혈당조절이 필요합니다. 이때 당화혈색소(Hemoglobin A1C) 수준을 저혈당이 되지 않는 상태로 최대한 낮추어 7% 미만으로 유지하는 것이 좋습니다. 당뇨병이 있는 여성들의 경우 반드시 엽산을 하루 4mg의 고용량을 임신 3개월 전부터 임신 후 3개월까지 복용을 권장합니다. 그리고 혈당 강하 약물인 인슐린은 태반을 통과하지 않아 태아에게 안전하며, 메포르민 등 경구용 혈당강하제도 태아에 비교적 안전한 것으로 알려져 있지만, 아직 연구가 충분하지 않아 임신 중 적극 권장되고 있지는 않습니다.

Q. 고혈압 약을 복용 중인데 태아에게 위험한 약물이 있다는데 어떤 약인가요?

A. 임신부의 고혈압은 임신부와 태아 모두에게 위험을 초래할 수 있어서 임신부에게는 모성사망, 뇌졸중, 심부전 그리고 태아에게는 저체중증, 조산, 자궁내태아 사망을 유발할 수 있습니다. 따라서 적절한 고혈압 관리가 필요합니다. 하지만 고혈압 약물 중 안지오텐신전환효소저해제 (Captopril, enalapril, lisinipril)나 안지오텐신수용체차단제(Valsartan, Losatan)들은 임신 12주 이내에는 태아에 영향을 미치지 않지만 임신 12주 이후에는 양수과소증, 무뇨증, 폐발육부전, 두개왜소증, 태아사망을 일으킬 수 있습니다. 따라서 이런 약물들은 중단하고 보다 안전한 니페디핀 같은 칼슘통로차단제 등이 추천됩니다.

4. 임신 중 예방 백신 태아에게 안전한가요? (독감백신, 풍진백신, 수두백신, 자궁경부암백신, Tdap 백신)

Q. 임신부의 독감예방백신 언제 맞는 것이 좋은가요? 태아에게는 안전한가요?

A. 임신부에게서 독감이 발생하면 호흡곤란과 심각한 합병증이 비임신부보다 많이 생겨 사망할 위험도 더 크고, 독감에 따른 고열 발생은 태아의 신경손상과 조산의 위험을 증가시킵니다. 따라서 독감 시즌이 오기 전에 예방접종하는 것이 좋습니다. 독감백신의 예방 효과가 2주 이후부터 나타나서 6~8개월 정도 지속되므로 우리나라 임신부의 경우 임신 시기에 상관없이 9월 이후부터 예방접종을 시작하는 것이 좋습니다.

Q. 풍진예방백신 맞았는데 임신이 되었네요, 임신 중절해야 되나요?

A. 풍진예방백신은 생백신이어서 임신 중 사용을 금하고 있지만, 임신 중에 노출된 경우라도 실제로 태아에게서 선천성풍진증후군이 발생했던 사례가 없습니다. 이론적인 위험만 0.5%인 것으로 알려져 있습니다. 따라서 비록 임신 중에 노출되었더라도 임신중절은 할 필요가 없습니다. 미국질병예방국에 따르면 풍진예방접종 후 1개월 이후에 임신을 권하고 있습니다.

Q. 임신계획 중인데 수두예방접종 언제 하는 것이 좋은가요?

A. 임신하기 1개월 전에 하는 것이 안전합니다. 수두백신은 풍진백신처럼 생백신이어서 임신

중 사용은 금기로 되어있습니다. 하지만 수두백신 예방접종 후 임신이 확인되었던 경우에도 아직까지 선천성수두증후군이 발생했던 사례는 없습니다. 따라서 이런 경우에도 임신중절을 할 필요는 없습니다.

Q. 자궁경부암예방백신(HPV)접종 2차 맞았는데 임신 확인되었습니다. 태아는 괜찮은가요? 나머지 3차는 언제 맞는 것이 좋은가요?

A. 자궁경부암예방백신은 임신 중에 사용이 추천되고 있지 않습니다. 하지만 임신 중에 사용되었던 경우에도 이로 인한 태아의 기형발생 증가는 보고되지 않고 있습니다. 따라서 비록 임신을 모르고 사용되었더라도 임신 중절할 이유는 없습니다. 나머지 3차 예방접종은 출산 후 맞으면 됩니다.

Q. Tdap 백신 예방접종 임신 중에 해야 하나요? 한다면 언제 해야 하나요?

A. 2013년에 미국질병예방국에서는 이전의 Tdap 백신 예방접종 여부에 상관없이 매 임신 때마다 이 예방접종을 하도록 권하고 있습니다. 이유는 신생아가 치명적인 백일해에 감염되지 않도록 수동면역을 갖게 하기 위함입니다. 우리나라에서도 백일해가 집단 발병한 사례가 있어서 예외는 아닙니다. 적정접종시기는 임신 27주부터 36주 사이입니다.

5. 임신부가 자주 받는 간단한 시술들 태아에게 안전한가요? (치과치료, 물리치료, 수면내시경, 보톡스, 레이져)

Q. 임신 중 치과 치료 중단해야 하나요?

A. 아닙니다. 임신 중 치과 치료를 받을 수 있는 가장 편한 시기는 임신 12주 이후부터 26주 이내인 임신 2삼분기(14주~28주)가 좋지만, 임신 12주 이전이나 임신 26주 이후라도 필요하며 치료를 받는 것이 바람직합니다. 다만, 임플란트나 발치의 경우 임신 2삼분기에 하는 것이 좋습니다.

✓ 임신 시 치과 치료
- 임신 시 치과 치료가 유산이나 조산, 저체중아 출산과 관계없습니다.

- 임신 시 치과치료에 따른 마취, 방사선촬영 등은 태아에 미치는 영향이 거의 없습니다.
- 임신부의 치과치료는 영유아에게 구강 내 세균이 엄마로부터 아이에게 전염되는 것을 막아줍니다.

Q. 임신 중 허리가 아파 물리치료 받고 싶은데 태아에게는 안전한가요?

A. 물리치료(physical therapy)로 엉덩이, 등, 복부의 근력을 증가시켜주는 것은 허리통증을 완화시켜줄 뿐만 아니라 진통을 더 쉽게 해주고 출산 후 회복도 빠르게 해줍니다. 하지만 허리통증 완화를 위해 뜨거운 찜질이나 소염진통제를 사용하는 것은 태아에게 부정적인 영향을 미칠 수 있습니다. 임신 중 허리에 통증을 느끼는 빈도는 70%에 이를 정도로 자주 있습니다. 임신 후반으로 갈수록 통증을 더 많이 느끼며, 이전에 허리 통증이나 체중과다, 스트레스가 있는 경우 더 심해집니다. 통증을 완화하기 위해서는 충분한 휴식이 필요하고, 허리를 구부려 무엇을 줍는 것보다는 쪼그려 앉아 줍는 행동, 누울 때 허리를 베개로 받쳐주는 것, 하이힐을 피하는 것이 좋습니다. 한편 허리통증 완화를 위해 사용하는 소염진통제는 태아동맥관 조기폐쇄를 일으킬 수 있고, 지나치게 뜨거운 찜질은 태아의 신경손상과 관련될 수 있습니다. 그리고 심한 허리통증의 경우 허리디스크, 골관절염 등과 관련될 수 있기 때문에 이런 경우 정형외과 진료를 받는 것이 좋습니다.

Q. 임신 중에 수면내시경 가능한가요?

A. 임신 중이라도 수면내시경 가능합니다. 가능하면 임신 12주 이후에 하는 것이 더 안전합니다. 수면내시경에 사용되는 마취약인 프로포폴은 임신 중 사용하여도 안전한 것으로 알려져 있습니다. 임신 중 내시경 적응증이 되는 경우 지속되는 위장관출혈, 심한 욕지기와 구토를 동반한 입덧, 연하곤란, 연하통, 대장종양의 심, 심한 설사, 췌장염, 담관 및 췌장손상 등

Q. 임신인지 모르고 얼굴에 보톡스 맞았는데 태아에게는 영향을 미치지 않나요?

A. 임신인지 모르고 얼굴에 성형목적으로 보톡스를 맞는 경우가 자주 있습니다. 보톡스는 보툴리누스균의 신경독소를 정제한 것으로 고분자 단백질이어서 태반통 과가 거의 되지 않습니다. 따라서 태아에게 영향을 미칠 가능성은 거의 없어 보입니다. 하지만 임신 중에 보톡스 시술을 받는 것에 대한 태아 안전성에 대한 증거는 아직 충분치 않습니다.

Q. 겨드랑이 제모를 위해 레이저 시술을 받고 싶은데 태아에게 괜찮나요?

A. 임신 중 호르몬의 영향으로 일반적으로 털이 많아지기 때문에 일부 임신부들은 털을 제거하고 싶어합니다. 알려진 바로는 레이져를 이용한 제모는 모공에 열과 기계적 손상을 줌으로써 가능하다고 합니다. 그리고 이렇게 제모를 위한 레이져 치료가 동물실험이나 우연히 노출된 임신부에게서 태아에 부정적인 영향을 미쳤다는 연구는 없습니다. 하지만 레이져가 태아에 미치는 장기적 안전성에 대한 연구가 거의 없어서 임신 중 레이져를 이용한 제모는 권하지 않고 있습니다.

6. 임신부의 방사선 촬영, 태아에게 안전한가요? (흉부 X-ray, CT촬영, 복부 혈관조영촬영, 페스캔, 뼈스캔 및 공항 검색대)

Q. 임신인지 모르고 흉부 X-ray 찍었는데 괜찮나요?

A. 임신을 인식하지 못한 상태에서 X-ray에 노출되는 경우는 흔하게 발생합니다. 이때 임신부와 가족들의 걱정이 많습니다. 하지만 진단 목적으로 사용되는 X-ray 노출은 50 mSv 미만으로 태아에 미치는 영향은 거의 없습니다. 태아 기형을 발생시킬 수 있는 방사선량은 50 mSv 이상으로 알려져 있습니다.

✓ 신체부위와 종류별로 태아에 미치는 방사선량
  흉부 X-ray 0.01 mSv, 치과 X-ray 0 mSv, 요추 X-ray 7.2 mSv, 복부 CT촬영 8.0 mSv
  복부혈관조영촬영 25 mSv, 페스캔(핵의학검사) 0.3 mSv, 뼈스캔(핵의학검사) 6 mSv

Q. 비행기 탑승을 위해 검색대를 통과해야 하는데 태아에게 영향은 없나요?

A. 비행기 탑승 전 승객용 검색대는 금속탐지기로 X-ray를 사용하지 않습니다. 이 금속탐지기에서 발생되는 저주파의 전자기장은 가정용 가전제품에서 발생하는 것과 비슷하며 태아에게 안전합니다. 공항에서 짐을 검색하기 위해서는 X-ray를 사용합니다. 노출량은 흉부 X-ray의 1/1,000 정도이며, 이 정도의 방사선량은 임신부 및 태아에게 거의 영향을 미치지 않습니다.

7. 임신 중 기호품 애용, 태아에게 어느 정도 위험한가요? (커피, 음주, 흡연, 회)

Q. 임신 중 커피 한잔 괜찮나요?
A. 네, 괜찮습니다. 원두커피 하루 1잔은 태아에 영향을 미치지 않습니다.
✓ 카페인 함유량: 원두커피(135mg), 인스턴트커피(100mg), 녹차(30mg), 콜라(40mg)
✓ 하루에 200mg(미국 FDA 기준)넘지 않게 섭취하는 것이 좋습니다.

Q. 임신 중 맥주 한잔 괜찮나요?
A. 절대 안 됩니다. 술은 태아에게 안전한 양이 알려져 있지 않으며, 주로 중추신경계 손상을 가져와 지능 저하뿐만 아니라 청소년기 학습장애, 주의력결핍과잉행동장애(ADHD) 등의 태아알코올스펙트럼장애를 유발할 수 있습니다.

Q. 임신부의 흡연이 태아에 어떤 영향을 주나요?
A. 태아의 성장 장애(저체중아 증가)와 조산을 증가시킵니다. 따라서 임신 중에는 금연을 권합니다.

Q. 임신 중 회 먹어도 되나요?
A. 도다리, 민어, 송어 등 작은 생선은 먹어도 괜찮습니다. 미국 FDA에서는 상어, 황새치, 고등어, 옥돔은 1주일에 180g미만으로 먹을 것을 권고합니다. 메틸수은이 먹이사슬에 의해 축적되기 때문입니다.

8. 임신부의 안전한 일상생활, 무엇을 어떻게 해야 하나요? (운동, 사우나, 파마, 염색, 전기장판, 여행, 운전시 안전벨트, 부부생활)

Q. 임신 중 전기장판 가끔 써도 되나요?
A. 전기장판을 사용하는 경우 임신부에게 40도 이상의 고온을 전달할 수 있으며, 지속적으로 고

온에 노출되는 경우 신경관결손증과 같은 중추신경계 기형을 유발할 수 있습니다. 전기장판을 사용해야 하는 경우는 매트리스를 두껍게 하여 열이 직접적으로 임신부에게 전달되지 않도록 해야 합니다.

Q. 임신 중 여행 언제가 좋을까요?

A. 임신부가 여행하기에 안전한 시기는 임신 12주 이후부터 28주 사이입니다. 이때는 자연유산이나 조산의 위험이 가장 적고 몸 상태가 좋은 때이기 때문입니다.

Q. 임신부의 운전 시 안전벨트 어떻게 매야 하나요?

A. 아래벨트는 가능한 복부 아래 부분을 지나가게 하고, 어깨 벨트는 유방 사이로 가슴의 중앙을 지나가게 해서 태아가 있는 위치를 피하여 매야 합니다.

Q. 임신 중 부부생활 언제부터 가능한가요?

A. 일반적으로 건강한 임신부는 임신 초기와 말기 포함하여 전기간 부부생활이 가능하며 태아에게 위험을 주지 않습니다. 하지만 유산기가 있거나 조산의 위험이 있는 경우는 피해야 합니다.

출처: 마더세이프(임신부, 모유 수유부의 안전한 약물 사용), 군자 출판사

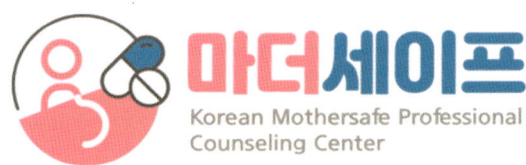

13 난임의 원인: 남성

I. 남성의 원인

남성이 건강한 정자를 잘 만들지 못하는 것을 말하며, 남성 난임의 80~90%를 차지하고 있습니다(그럼 나머지는, 발기 부전이나 성욕저하 같은 심인성 장애가 차지합니다). 정액의 양과 정자 수가 적은 경우, 정자의 수는 충분하지만 정자의 질이 나빠 기형인 경우, 운동능력이 좋지 않은 정자가 많을 경우 임신 가능성은 낮아집니다.

> **정자 검사를 위한 사전준비**
> - 정관 수술 등 과거력 청취
> - 금욕 기간: 2~7일
> - 채취 후 30~60분 이내에 검사(상온보관)
> - 외부 채취 시 20~27℃ 유지할 것

- 멸균 채취용 컵에 정자를 받을 것
- 면실유 등 정자를 죽이는 성분이 발라진 콘돔은 사용 금지

남성 난임의 원인에 따라 고환에서 정자를 잘 만들지 못하는 정자 형성 장애, 고환에서 정자는 정상적으로 만들어지나 부고환, 정관폐쇄 등으로 정자가 배출되지 못하는 정자 통과 장애, 그 외 정낭, 전립선 문제로 인한 부성선기능장애, 발기부전, 사정 장애와 같은 성기능 장애 등으로 분류될 수 있습니다.

정상 정자의 모양측면에서 기준은?

1987년에 50% 기준, 1992년에는 30%, 1999년에는 15% 기준에서, 2009년에는 하위5% 가 기준으로 바뀌었습니다.

그 기준은, 정상모양이 적어도 4% 되어야 한다는 범위기준으로 최근(6판) 들어 다시 바뀌었습니다.

왜냐하면, 현미경의 발달 등 진단 방법이 점점 발달되면서 정자의 모양을 더욱 정밀하게 관찰할 수 있게 되었기 때문입니다.

표 13-1. WHO 2010 (5th Edition) and WHO 2021 (6th Edition) Lower fifth percentile (with 95% confidence interval) (5판과 6판의 변화)

	WHO 2010	WHO 2021
정자량(mL)	1.5 (1.4~1.7)	1.4 (1.3~1.5)
총 정자 수(10^6 per ejaculate)	39 (33~46)	39 (35~40)
총 정자 운동 비율(%)	40 (38~42)	42 (40~43)
전진성 정자 비율(%)	32 (31~34)	30 (29~31)
전진하지 못하고 그 자리에서 빙빙 돌거나, 덜덜 떨기만 하는 정자 비율(%)	1	1
움직임이 없는 정자 비율(%)	22	20 (19~20)
생동성 정자 비율(%)	58 (55~63)	54 (50~56)
정자의 정상 모양 비율(%)	4 (3~4)	4 (3.9~4)

세계보건기구 WHO 2021 (6th edition)에 와서는 정자의 (전체)운동성 42%, 앞으로 나아가는(전진성) 정자 30%, 총 사정액 1.4 mL 이상, 총 정자 수는 3천 9백만 개 이상이 되어야 정상 범위에 들 수 있습니다.

그 외, pH는 1시간 내에 측정 정상범위는 pH 7.2~7.4,

7.0 이하는 정자형성과정에 문제가 있을 가능성,

7.8 이상은 감염으로 인한 가능성이 있습니다.

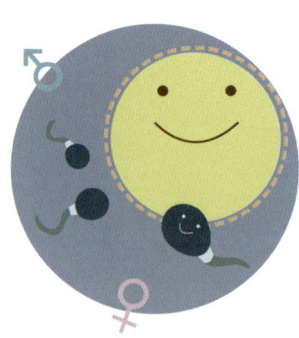

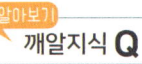

용어 정리

Oligo(zoo)spermia (O): 정자수 또는 총 정자수 저하

Asthenozoospermia (A): 총운동성 또는 진행성운동성 저하

Teratozoospermia (T): 정상형태 정자 저하

Oligoasthenozoospermia (OA): 정자수 및 운동성 저하

Oligoasthenoteratozoospermia (OAT): 정자수/운동성/정상형태 정자 모두 저하

Apermia: 정액이 없는 경우

Hypospermia: 정액양 저하

Azoospermia: 무정자

Pyozoospermia: 농정자증

Leukocytospermia: 백혈구가 많은 경우

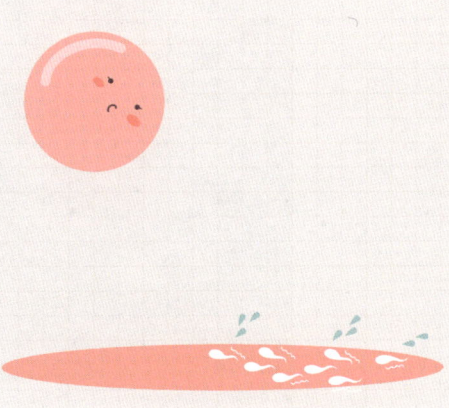

정자를 만드는 뇌하수체 호르몬 이름도 FSH(난포자극호르몬)이라고 하는데, 이 수치가 12mIU/mL이 넘어가면 정자가 정상적으로는 없을 가능성이 있습니다. 이때, 남성호르몬(testosterone) 수치도 보아야 합니다. 테스토스테론이 같이 높으면 어디인가 막혀서 생기는 '폐쇄성' 무정자증이지만, FSH는 높은데 테스토스테론은 낮으면, 비폐쇄성 원인으로 정자 자체를 만들어내지 못하는 원인일 수 있습니다.

Morning levels of total testosterone (normal: 240~950 ng/dL)

FSH (normal: 1.5~12.4 mIU/mL)

↓ Testosterone   and   ↑ FSH: Primary hypogonadism

↑ Testosterone   and   ↑ FSH: Secondary hypogonadism

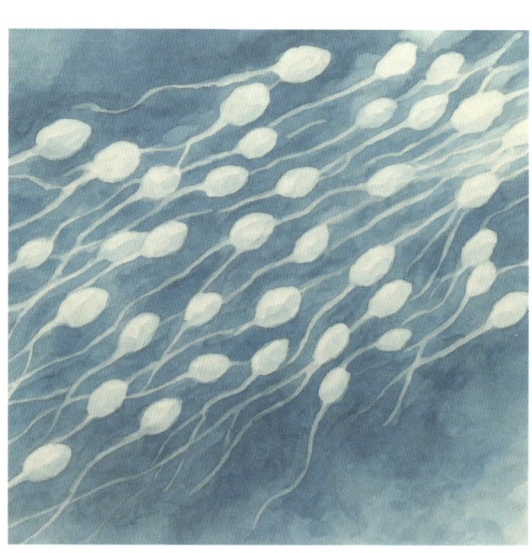

1) 남성의 원인 치료법

(1) 내과적 치료

호르몬 약물치료, 염증 및 감염질환에 의한 경우 항생제 치료, 항정자항체에 의한 면역성치료 등을 시행할 수 있습니다.

(2) 수술적 치료

① 정계정맥류 절제술: 정계정맥류는 고환 주위의 정맥이 두꺼워지고 늘어나면서 혈관 온도 상승이 발생하는 질환입니다. 이로 인해 고환 온도가 동반 상승하며 정자의 상태가 나빠집니다. 고환독성물질의 역류 등으로 남성 난임이 발생하게 되면, 비대된 정맥을 절제하여 개선해야 합니다.

② 정관 복원술, 부고환정관문합술: 이전에 수술에 의한 폐쇄 혹은 사고로 인한 이상여부를 개선하기 위해 문 합술 혹은 복원술을 통해 정자가 나오는 길을 열어 줍니다.

③ 경요도 사정관 절제술 (TURED): 정액이 배출되는 통로가 좁아지는 사정관 폐쇄가 있는 경우 경요도 내시경 절제술을 통해 폐쇄부위를 개통합니다.

④ 정자추출법, 고환·부고환 조직 정자채취술(TESE): 수술적 교정이 불가능한 폐쇄성 무정자증의 경우, 고환이나 부고환에서 정자를 추출하여 체외수정을 통해 임신을 시도할 수 있습니다.

14 관계 법률

[모자보건법] 1973년 신설

모성의 생명과 건강을 보호하고 건전한 자녀의 출산과 양육을 도모함으로써 국민의 보건 향상에 기여하려는 목적으로 제정되었는데, 한동안은 이 법률이 초기, 보조생식술에 의한 임신 과정에 대한 법적 관리를 담당하게 되었습니다.

(이후, 2004년 사이언스(Science) 지에 게재된 모 병원의 난자 출처 문제를 계기로 논란이 촉발되었으며, 이를 계기로 2005년 1월 1일부터 생명윤리 및 안전에 관한 법률이 제정되었습니다.

이 법은 2015년 「모자보건법」 개정 이전까지 보조생식술을 관리할 수 있는 세부적 규정을 담당하는 법적 근거로 작용했습니다.)

2009년에 와서 제11조가 신설되면서, 불임 및 생식건강 문제를 극복하기 위한 지원을 할 수 있게 되었습니다. 이를 근거로 2009년 체외수정(시험관) 시술 비용이 지원되었고(월평균소득 130% 이하 가구 대상) 체외수정 시술비 2회 지원, 회당 150만원 범위를 거쳐

2010년부터 자궁내 정자 주입 시술(인공수정) 비용을 추가 지원할 수 있게 되었습니다.

2012년 제 11조에서 '불임'이라는 용어를 '난임'으로 변경하였습니다.

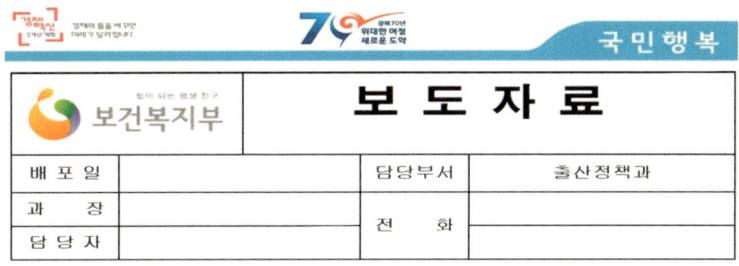

2015년 9월2일 보건복지부는 보도자료를 통해 이식할 수 있는 배아 수를 그전 최대 5개에서 3개로, 35세 미만에서는 5일배양 배아 1개로 제한되었습니다.

표 14-1. 이식할 최대 배아 수

변경 전

연령별	5~6일 배양 후 양호한 조건	5~6일 배양 후 양호하지 못한 조건	2~4일 배양 후 양호한 조건	2~4일 배양 후 양호하지 못한 조건
35세 미만	1~2개	2개	2개	3개
35~39세	2개	3개	3개	4개
40세 이상	3개	3개	5개	5개

변경 후

연령별	5~6일 배양 후	2~4일 배양 후
35세 미만	1개	2개
35세 이상	2개	3개

보건복지부 고시 제 2017-170호(2017년 10월1일 시행) 요양급여의 적용기준 및 방법에 관한 세부사항 일부 개정에서, 건강보험에 난임 시술을 급여 항목으로 추가하여 소득과 관계없이 급여 대상자를 법정 혼인 상태에 있는 난임부부로 여성의 연령이 만 45세 미만인자로 한정하고, 신선배아 4회, 동결배아 3회, 인공수정3회(신선과 동결 횟수 교차적용 불가)로 한정하였으나, 당시 보조생식술 시술행위 실시전에 중단한 경우는 급여횟수에서 차감하지는 않았습니다.

2021년 11월 15일 시행된 고시에서는 신선배아 9회, 동결배아 7회, 인공수정 5회로 확대하고, 국내법상 혼인관계가 유효한 경우에 한함 또는 모자보건법 제 2조 11호에 따라 사실혼의 혼인 관계에 있는 난임부부로 확대하고, 45세 이상인 경우에도 급여인정 하며, 본인 부담률은 [선별급여 지정 및 실시 등에 관한 기준]에 따라 50% 로 적용 받았습니다.

2024년 7월 1일부터 전국민이 동일한 기준으로 지원을 받을 수 있게 되었고, 소득기준도 폐지되었습니다. 또한 시술별 칸막이를 폐지하여 신선배아, 동결배아, 인공수정 등 난임시술 종류와 상관없이 총 22회를 지원하고, 1회당 지원최대금액은 여성의 연령과 시술종류에 따라 달라졌습니다. 예를 들면 만 44세 이하 여성이 신선배아를 이식할 경우, 최대 110만 원까지 지원받을 수 있게 되었습니다.

난임 시술(보조생식술)고시 일부 개정되어서, 난임 정책은 다음과 같이 변화되었습니다.

2024년 11월 1일부터는

난임시술 지원기준을 난임부부당 25회에서 출산당 25회로 개선하여 출산 후 추가적인 임신을 원할 경우, 기존에 받은 지원 횟수는 전자 지원 횟수로 산정돼 25회가 새롭게 부여됩니다.

현재 45세 이상 여성에게 본인부담률이 적용되고 있지만 2024년 11월부터 나이와 상관없이 모든 난임시술에 대해 30% 비용만 부담하면 됩니다.

표 14-2. **지원기준 및 본인부담 비교표**

구분		현행	개선
지원기준		1인당 25회	출산당 25회
본인부담률	45세 미만	30%	30%
	45세 이상	50%	30%

1) 지원기준 개선

기존 1인당(부부 기준) 25회에서 → 출산당 25회로 바뀌었습니다.

다시 정리하면, 난임 시술 건강보험 적용 부부 기준이 아이 기준으로 변경되었습니다. 셋째 출산에도 난임 시술의 경제적 부담이 줄어들었습니다.

2) 본인 부담률 인하

여성 나이 구분 없이 본인 부담률 30%가 적용되었습니다(난임 시술 연령 제한이 없어졌습니다).

45세를 넘어 시술을 받을 때는 본인 부담률이 50%로 높았었는데, 이런 나이 제한도 없어집니다.

3) 난임 휴가가 3일에서 6일로 늘어났습니다.

4) 미혼·기혼 청년들이 미리 난임 여부를 확인할 수 있도록 필수 가임력검사를 3회까지 지원

일부 지자체는 한방 난임 치료와 상담 프로그램, 남성 난임 시술비 등을 지원합니다.

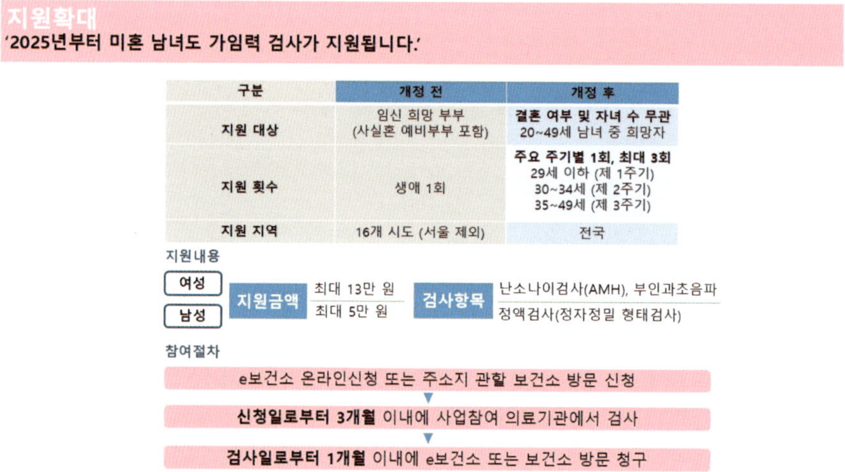

지원확대
'2025년부터 미혼 남녀도 가임력 검사가 지원됩니다.'

구분	개정 전	개정 후
지원 대상	임신 희망 부부 (사실혼 예비부부 포함)	결혼 여부 및 자녀 수 무관 20~49세 남녀 중 희망자
지원 횟수	생애 1회	주요 주기별 1회, 최대 3회 29세 이하 (제 1주기) 30~34세 (제 2주기) 35~49세 (제 3주기)
지원 지역	16개 시도 (서울 제외)	전국

지원내용
- 여성: 지원금액 최대 13만 원
- 남성: 지원금액 최대 5만 원

검사항목: 난소나이검사(AMH), 부인과초음파 / 정액검사(정자정밀 형태검사)

참여절차
- e보건소 온라인신청 또는 주소지 관할 보건소 방문 신청
- 신청일로부터 3개월 이내에 사업참여 의료기관에서 검사
- 검사일로부터 1개월 이내에 e보건소 또는 보건소 방문 청구

그림 14-1. 가임력 검사 지원사업 개정

2025 난임부부 시술비 지원사업 확대 안내문

▶ **지원 횟수 및 지원 금액**
   ① 지원 범위: 인공수정 및 체외수정(신선배아, 동결배아) 시술비 지원
   ② 지원 횟수 및 지원 금액

적용대상연령(여성기준)		연령 상관 없이 일괄적용
체외수정	신선 배아	110만 원
	동결 배아	50만 원
인공수정	1회~5회	30만 원

※ 시술 진행 중 주기취소, 공난포, 미성숙난자, 비정상 난자만 채취되어 수정이 가능한 난자를 확보하지 못한 경우 지원받은 금액을 일시상환 (건강보험 환자 차감 안 됨)

▶ 지원 범위: 시술비 중 일부본인부담금, 전액본인부담금
   ① 유산방지제, 착상유도제 각 20만원 이내(급여 및 전액 본인부담금 지원, 지원 기준대상에 한함)
   ② 배아 동결 및 보관 비용 시술 당 1년 기준 30만원(체외수정 신선배아 중 지원 기준대상에 한함)
   ※시술과 직접적 관련이 없는 항목은 지원 제외
▶ 지원 기간: 지원결정통지서를 발급 받고 통지서 유효기간 내 시술을 시작한 건에 대해서 지원

[시술비 지원사업을 한번도 받은 적 없는 경우]
① 난임검사 시행
   (필수검사: 아내–나팔관 조영술, 남편– 인공수정 및 체외수정 진단일 기준 6개월 이내 검사결과서를 인정)

※ 고환조직 정자채취가 필요한 환자인 경우, 보험 등록 및 비뇨기과 진료를 위해서 진료의뢰서를 지참 후 비뇨기과 진료가 필요합니다.

※ 비뇨기과에서 남성요인 난임을 진단받은 자는 비뇨기과 진단서를 난임 시술 의뢰 기관에 제출, 정부지정 난임의료기관의 난임시술 의사가 여성요인 검사결과 및 남성요인 진단서를 검토, 판단 후 "난임 진단서 발급"

② 주소지 보건소 통화(지참서류 확인) + 난임 진단서(병원에서 발급) 가지고 보건소 내원

③ 보건소에서 지원결정 통지서 발급(유효기관 3개월) + 진료일에 지원결정통지서 제출

★지원결정통지서 발급일로부터 시술비 지원(매 회차 시마다 지원신청 접수일 기준)

★사실혼 부부 시술은 반드시 시술시작 이전 사실혼 증명 통지서 발급이 되어야 진행 가능합니다.

[자주 문의하는 질문사항]

Q. 난자채취 후 동결하자고원장님께 들었는데, 그럼 동결배아 차수로 통지서 발급하면 되나요?

→ 난자채취~배아동결까지는 신선배아 차수로 들어갑니다. 신선배아로 통지서 발급 받으셔야 동결비용까지 보건소 지원을 받을 수 있습니다(동결배아 차수는, 이미 동결해 놓은 배아로 이식하는 경우 해당됩니다. 그때, 동결배아이식 차수로 받아주셔야 합니다).

Q. 토요일 시술 시작하면, 월요일에 보건소 방문해도 지원 가능할까요?

→ 네 가능합니다. 토요일 시술 시작인 경우, 월요일까지는 꼭! 보건소 방문하시어 지원결정 통지서를 발급 받아야 토요일 진료비부터 지원이 가능합니다.

참고문헌

- 강인경. Hot potato – 모자이크 배아이식. 차의과대학교 산부인과 학술대회; 2023.
- 국가건강정보포털 [Internet]. 갑상선기능저하증. [cited 2025 Jul 5]. Available from: https://health.kdca.go.kr/healthinfo/biz/health/gnrlzHealthInfo/gnrlzHealthInfo/gnrlzHealthInfoView.do
- 국민건강보험 [Internet]. 난임 시술 급여안내. [cited 2025 Jul 5]. Available from: https://www.nhis.or.kr/nhis/minwon/wbhapa01000m01.do?mode=view&articleNo=10946932
- 구윤희, 나용진. 다낭성난소증후군 환자의 불임치료. Kor J Obstet Gynecol. 2010;53(10):971–4.
- 김정훈. GnRH antagonist를 이용한 배란유도. Kor J Fertil Steril. 2005;32(2):6.
- 나우도르프 M. 호르몬은 어떻게 나를 움직이는가. 배명자 옮김. 서울: 어크로스; 2022. p.64–72.
- 대한민국. 모자보건법 [법률 제20094호, 2024. 1. 23., 일부개정] [Internet]. [cited 2025 Aug 5]. Available from: https://www.law.go.kr
- 대한민국. 생명윤리 및 안전에 관한 법률 [법률 제15888호, 2018. 12. 11., 일부개정] [Internet]. [cited 2025 Aug 5]. Available from: https://www.law.go.kr
- 동아일보 [Internet]. 늦기 전에 얼리자? 난자동결은 보험일까 복권일까. [cited 2025 Jul 5]. Available from: https://www.donga.com/news/Economy/article/all/20231013/121650967/1
- 보건복지부 [Internet]. 건강한 임신, 출산 위해 건강보험 지원 강화. [cited 2025 Jul 6]. Available from: https://www.mohw.go.kr/board.es?mid=a10503010100&bid=0027&act=view&list_no=1483215
- 식품의약품안전처 [Internet]. 고민되는 임신 중 의약품 사용! [cited 2025 Jul 5]. Available from: https://www.mfds.go.kr/webzine/201311/pdf/22.pdf
- 식품의약품안전처 [Internet]. 난임치료 자가주사제 안전사용 안내문. [cited 2025 Jul 5]. Available from: https://www.mfds.go.kr/brd/m_227/view.do?seq=33257
- 성나래, 한아름, 박춘우, 박대원, 박정철, 김나영 등. 생식 실패 여성에서의 정맥내면역글로불린 치료: 대한생식면역학회 진료지침. 대한생식의학회지. 2017;44(1):1–7.
- 오가와 요코. 임신 캘린더. 2nd ed. 서울: 현대문학; 2015. p.15–30.
- 이재훈, 최영식. 가임력 보존을 위한 난자와 배아 냉동 보존. 대한의사협회지. 2022;65(6):338–44.
- 이승규, 김철중, 김대중, 강진한. 여성 생식기 내 면역세포. 대한면역학회지. 2015;15(1):16–26.
- 정부24 [Internet]. 난임부부 시술비 지원 신청. [cited 2025 Jul 5]. Available from: https://www.nhis.or.kr/nhis/minwon/wbhapa01000m01.do?mode=view&articleNo=10946932
- 지병철. 수련의를 위한 생식의학 가이드북. 2nd ed. 서울: 군자출판사; 2022. p.118–20.
- 한국마더세이프전문상담센터. Mothersafe 임산부 약물정보센터 [Internet]. [cited 2025 Aug 5]. Available from: https://www.mothersafe.co.kr/
- American Society for Reproductive Medicine. Testing and interpreting measures of ovarian re-

- serve: a committee opinion. Fertil Steril. 2020;114(6):1151–7.
- Andersen CY, Mamsen LS, Kristensen SG. Fertility preservation: freezing of ovarian tissue and clinical opportunities. Reproduction. 2019;158(5):F27–34.
- Bayer SR, Alper MM, Penzias AS. The Boston IVF handbook of infertility. 4th ed. Boca Raton (FL): CRC Press; 2019. p.7, 63–71.
- Berek JS, Berek DL, Novak E. Berek and Novak's gynecology. 16th ed. Philadelphia (PA): Wolters Kluwer Health/Lippincott Williams & Wilkins; 2019. p.942–1000.
- Bosch E, Broer S, Griesinger G, Grynberg M, Humaidan P, Kolibianakis E, et al. ESHRE guideline: ovarian stimulation for IVF/ICSI. Hum Reprod Open. 2020;2020(2):hoaa009.
- Di Clemente N, Racine C, Pierre A, Taieb J. Anti-Müllerian hormone in female reproduction. Endocr Rev. 2021;42(6):753–82.
- ESHRE PGT-SR/PGT-A Working Group, Coonen E, Rubio C, Christopikou D, Dimitriadou E, Gontar J, et al. ESHRE PGT Consortium good practice recommendations for the detection of structural and numerical chromosomal aberrations. Hum Reprod Open. 2020;2020(3):hoaa021.
- Gardner DK, Weissman A, Howles CM, Shoham Z. Textbook of assisted reproductive techniques. 5th ed. Boca Raton (FL): CRC Press; 2018. p.88–107.
- GC녹십자 의료재단 [Internet]. MTHFR 유전자변이 검사 안내. [cited 2025 Jul 5]. Available from: https://www.mfds.go.kr/brd/m_227/view.do?seq=33257
- Gordon JD, Rydfors JT, Druzin ML, Tadir Y. Obstetrics, gynecology and infertility: handbook for clinicians. 7th ed. Pinehurst (NC): Scrub Hill Press Inc; 2007. p.213–8, 247–8.
- Griesinger G, Shapiro DB. Luteinizing hormone add-back: is it needed in controlled ovarian stimulation, and if so, when? J Reprod Med. 2011;56(7–8):279–300.
- Harris AC, Stadler G. Pregnancy journal: a day-to-day guide to a healthy and happy pregnancy. San Francisco (CA): Chronicle; 2010. p.12–60.
- Heinonen OP, Slone D, Shapiro S. Birth defects and drugs in pregnancy. Littleton (MA): Publishing Sciences Group; 1977. p.516.
- Horowitz DM, Dugdale DC. Systemic lupus erythematosus [Internet]. A.D.A.M., Inc.; 2020 [cited 2025 Sep 23]. Available from: https://www.urmc.rochester.edu/encyclopedia/content.aspx?contenttypeid=167&contentid=lupus.
- Kalem Z, Kalem MN, Bakrarar B, Kent E, Gurgan T. Natural cycle versus hormone replacement therapy cycle in frozen-thawed embryo transfer. Saudi Med J. 2018;39(11):1102–8.

- Kovacs G. How to improve your ART success rates: an evidence-based review of adjuncts to IVF. Cambridge: Cambridge University Press; 2011. p.67–74.
- Kullander S, Källén B. A prospective study of drugs and pregnancy. 3. Hormones. Acta Obstet Gynecol Scand. 1976;55:221–4.
- Leigh D. PGDIS position statement on the transfer of mosaic embryos 2021. Reprod Biomed Online. 2022;45(1):19–25.
- Lessey BA, Young SL. What exactly is endometrial receptivity? Fertil Steril. 2019;111(4):611–7.
- Lindsay TJ. Evaluation and treatment of infertility. Am Fam Physician. 2015;91(5):308–14.
- Ma J, Gao W, Li D. Recurrent implantation failure: a comprehensive summary from etiology to treatment. Front Endocrinol (Lausanne). 2023;13:1061766.
- McCann KE, Goldfarb SB, Traina TA, Regan MM, Vidula N, Kaklamani V. Selection of appropriate biomarkers to monitor effectiveness of ovarian function suppression in pre-menopausal patients with ER+ breast cancer. NPJ Breast Cancer. 2024;10:8.
- MedlinePlus. Systemic lupus erythematosus [Internet]. Bethesda (MD): National Library of Medicine (US); [updated 2024 Jun 24; cited 2020 Jul 1]. Available from: https://medlineplus.gov/
- Michaelis J, Michaelis H, Glück E, Koller S. Prospective study of suspected associations between certain drugs administered during early pregnancy and congenital malformations. Teratology. 1983;27:57–64.
- Moridi I, Chen A, Tal O, Tal R. The association between vitamin D and anti-Müllerian hormone: a systematic review and meta-analysis. Nutrients. 2020;12(6):1567.
- Mourad A, Antaki R, Slim R, Mahfoud W, Nasr R, Miron P, et al. Evidence-based clinical prioritization of embryos with mosaic results: a systematic review and meta-analysis. J Assist Reprod Genet. 2021;38:2849–60.
- Nagy ZP, Varghese AC, Agarwal A. Practical manual of in vitro fertilization: advanced methods and novel devices. 1st ed. New York: Springer; 2012. p.523–8, 559–66, 567–74.
- Orvieto R, Vanni VS, Gleicher N. The myths surrounding mild stimulation in vitro fertilization (IVF). Reprod Biol Endocrinol. 2017;15:48.
- Osman EK, Neal SA, Tiegs AW, Hanson BM, Kim JG, Franasiak JM, et al. Consistency in rates of diagnosis of embryonic mosaicism, segmental abnormalities, and "no call" results among experienced embryologists performing preimplantation genetic testing for aneuploidy. F S Rep. 2020;1(2):119–24.

- Pelinck MJ, Vogel NEA, Hoek A, Arts EGJM, Simons AHM, Heineman MJ. Minimal stimulation IVF with late follicular phase administration of the GnRH antagonist cetrorelix and concomitant substitution with recombinant FSH: a pilot study. Hum Reprod. 2005;20(3):642–8.
- Petrikin JE, Willig LK, Smith LD, Kingsmore SF. Genetic basis of neonatal disorders. Semin Perinatol. 2015;39(8):622–31.
- Sajjad D. Comparison of letrozole and clomiphene citrate efficacy along with gonadotrophins in controlled ovarian hyperstimulation for intrauterine insemination cycles [Internet]. Karachi (PK): Australian Concept Infertility Medical Center; 2016 [cited 2025 Aug 5]. Available from: https://www.australianconcept.com
- Svenungsson E. The antiphospholipid syndrome – often overlooked cause of vascular occlusions? J Intern Med. 2020;287(4):349–72.
- Takeuchi T. PGT-A: 혁신과 진화하는 첨단 기술. In: CooperSurgical 심포지엄; 2024; 서울(대한민국). 발표문.
- Tarlatzis BC, Fauser BC, Kolibianakis EM, Diedrich K, Rombauts L, Devroey P. GnRH antagonists in ovarian stimulation for IVF. Hum Reprod Update. 2006;12(4):333–45.
- United Cancer Immunotherapy Institute. What triggers an immune attack? [Internet]. Newport Beach (CA): UCIR; [cited 2025 Aug 5]. Available from: https://www.ucir.org/immunology-101/getting_to_know_the_immune_system
- Valdes CT, Schutt A, Simon C. Implantation failure of endometrial origin: it is not pathology, but our failure to synchronize the developing embryo with a receptive endometrium. Fertil Steril. 20017;108(1):15–8.
- World Health Organization. WHO laboratory manual for the examination and processing of human semen. 6th ed. Geneva: WHO; 2021.
- Wu FSY, Lee RKK, Hwu YM. Encountering premature ovulation during controlled ovarian hyperstimulation in IVF/ICSI cycles. Taiwan J Obstet Gynecol. 2012;51(2):256–9.

오랜 기다림에서

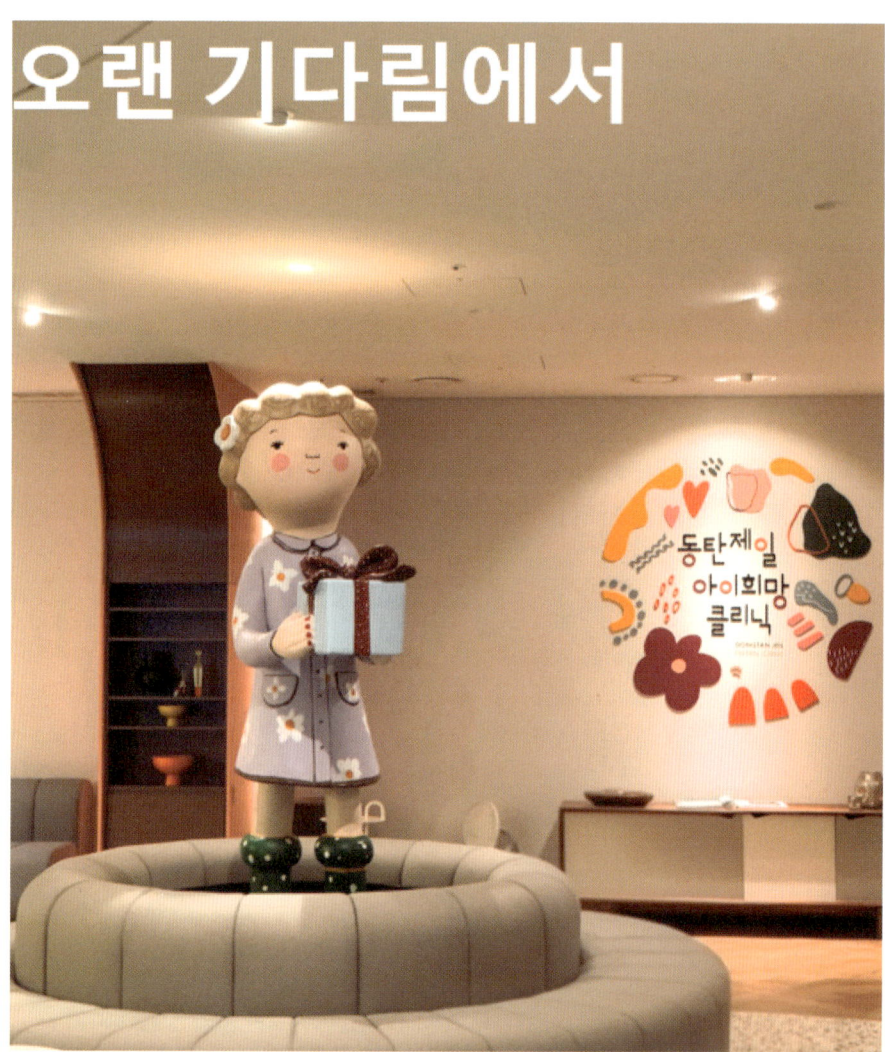